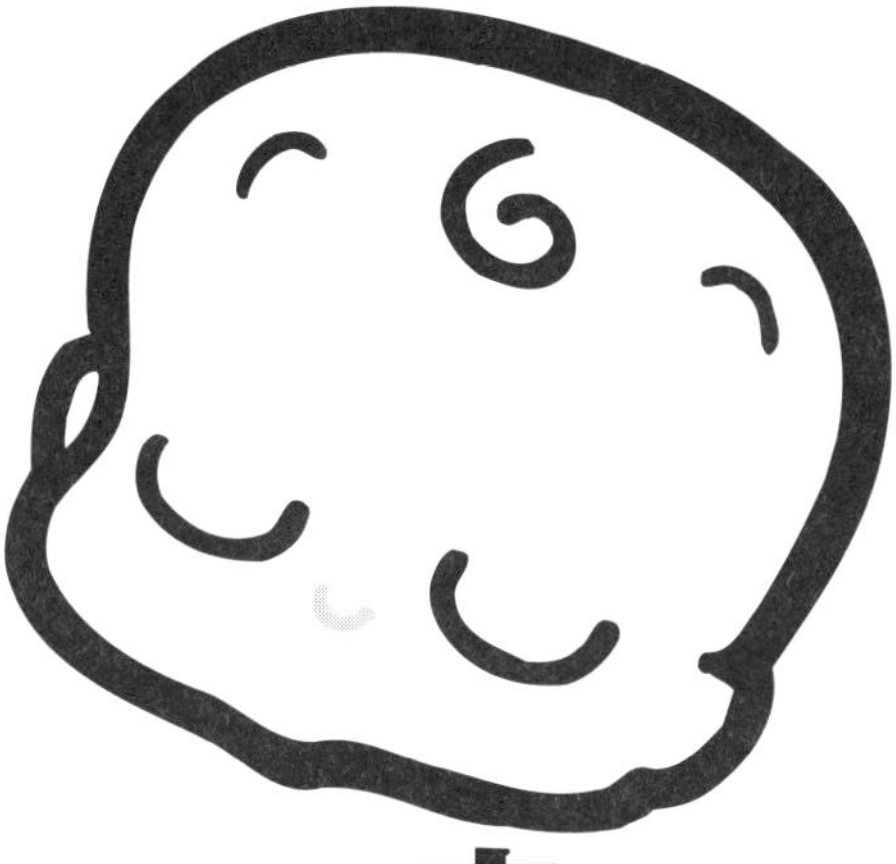

赤ちゃんパワー

Baby's Power

脳科学があかす育ちのしくみ

Konishi Yukuo 小西行郎
吹田恭子 Suita Kyoko

ひとなる書房

はじめに

生まれたばかりの赤ちゃんをゆっくりと見てみましょう。目がさめている間は、ひっきりなしに手や足をもごもごと動かし続けています。ほうっと口をつぼめてみたり、小さなあくびをしてみたり、おでこにしわを寄せたりと、その表情は変化に富んでいて見あきることがありません。この小さな生命体が、生まれた瞬間からおとなたちをひきつけて離さないのはなぜなのでしょう。

その秘密が少しずつ解き明かされています。

赤ちゃんは、その生命を保ち、開花させるための高い能力をそなえ持っていることがわかってきました。その能力は、赤ちゃん自身の中にしっかりと準備されているものなのです。なにげない表情や行動のひとつひとつが、知らず知らずのうちにまわりのおとなたちの関心をひくようにできているのです。

これまで、赤ちゃんは、おとなの方から刺激を与えたその結果、さまざまな能力を獲得していくのだと考えられ、それを発達と言ってきました。ですがここにきて、必ずしもそうとばかりは言えないことも明らかになってきたのです。発達の芽は赤ちゃん自身の求めるところにあって、過剰な刺激はかえって有害だと考えられるようになりました。新しいキーワードは、赤ちゃんの求めにみあった「適切な働きかけ」です。

では、「適切な働きかけ」とはいったいどんな働きかけをいうのでしょうか。

「適切な働きかけ」には、「こうすればいい」という絶対的な方法などありませんし、赤ちゃんとの関わりかたを具体的なやりかたにあてはめていくとすれば、それは適切とはいえなくなってしまいます。なぜなら、赤ちゃんはひとりひとり、顔も背丈も声も動きかたもちがう固有の存在だからです。そしてまた、赤ちゃんの能力は「こうすれば、ああなる」といったふうに、外側からの刺激だけで単純に変化するわけでもありません。内側に持っているものと外側からのもの、さまざまな要素が働きかけあい、つながりあって進んでいくのです。

そうです。赤ちゃんの脳科学研究が進んでわかってきたのは、働きかけの方法ではなくて、赤ちゃんを、こどもを、どうとらえればいいかという本質的なところです。赤ちゃん本来の姿が見えてくれれば、ひとりひとりに合った「適切な働きかけ」の方法は自然に見つかるはずです。もちろん多少の試行錯誤はあるでしょうが。

「適切な働きかけ」は、赤ちゃんの近くにいるあなた自身が、目の前にいる小さな、しかし生命力あふれるその赤ちゃんを、しっかり見ることからはじまります。赤ちゃんの変化を楽しみながら、赤ちゃんが出しているサインを受けとめる能力を身につけていくのです。それは、赤ちゃんの時代だけではなく、こどもがひとりだちするまで、こどものまわりにいるおとなにとって、ずっと必要な能力ではないでしょうか。

赤ちゃんの脳科学や発達行動学からわかってきた、赤ちゃんという時代が持っているさまざまな特徴や能力を知ることは、赤ちゃんを見るための裏うちになるはずです。なぜそういう特徴や能力があるのか、その意味を押さえておけば、赤ちゃんをより深く理解できるでしょう。

ただ、赤ちゃんの脳科学研究でわかった専門的なことを誰にでもわかる形で説明するのは、なかなかむずかしいことです。そこで、小西行郎が新生児の発達行動学の専門家として解きあかし説明することを、こどもの現場近くにいる吹田恭子がいったん受けとめ文章にするというコラボレーションの形をとりました。専門的な知識のないもののことばと発想に置き換えてみたのです。
　赤ちゃんのふしぎ、びっくりするほど高い能力に触れてみれば、きっと赤ちゃんを見る目が変わると思います。いろいろな動きの意味がわかっていただけたら、赤ちゃんと過ごす時間は一段とおもしろいものになってくるはずです。

小西行郎
吹田恭子

もくじ

第二章　生まれた赤ちゃんが見せる驚くほどの力　51

第三章　赤ちゃんにはとても豊かなコミュニケーション能力がある　105

第四章　対談　育つ力は赤ちゃんの中にある　145

第一章　おなかの中の赤ちゃんに起こっている ふしぎなできごと

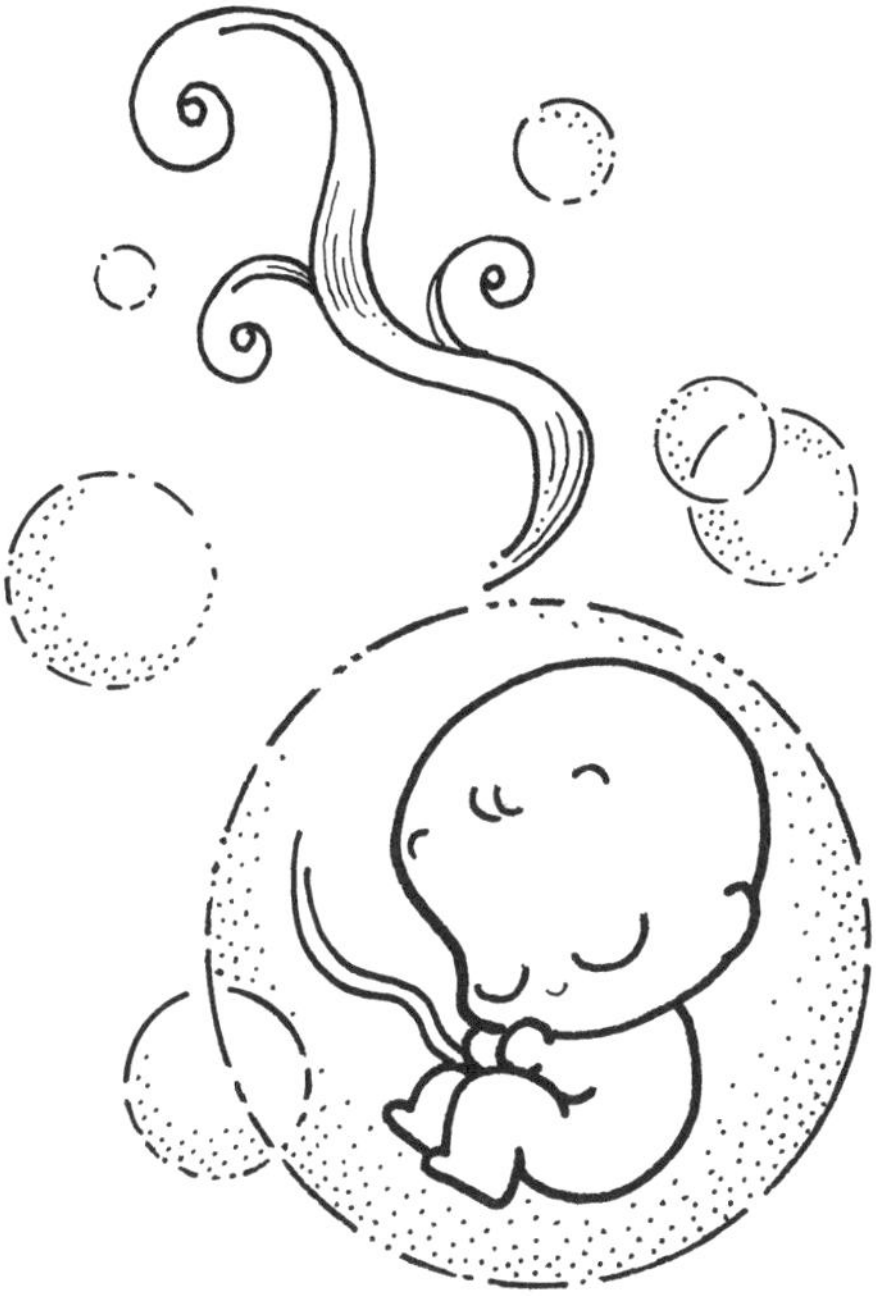

わたしがいるのは誰かのおなかの中
だけど、わたしはわたしのもので、
誰かのものじゃない
わたしは生命《いのち》の命ずるまま、精緻《せいち》に、
力強く、変容し続ける
誰もわたしの変化に手を加えること
はできず、そのプロセスを肉眼で見
ることもできない
このふしぎで厳粛な事実

脳は〝いの一番〟に形づくられる

赤ちゃんの脳は、受精してすぐに、どこよりも早くつくられはじめます。

受精してからまだたったの一八日、おなかに赤ちゃんがやってきたかどうか、お母さん自身もまだわかっていない頃です。赤ちゃんの体は、ほんの二ミリほどしかなくて、目に見えないくらいの小さな生命体です。妊娠第三週にあたるこの頃、はじめて脳のモトになるものが現れます。それは、遺伝子の中に組み込まれたプログラムに従って繰り広げられる、まさに生命発生の神秘です。

こんなにも早い時期につくられ始めるのは、脳が体のあちこちを動かす司令塔だからです。なにはともあれ、早くつくらないことには、ヒトとして生きていくしくみがうまくまわっていかないということでしょう。

受精から三週、まず、神経板とよばれる脳のモトになるものができます。神経板と呼ばれるくらいですから、板のような平べったい形をしています。この板状の神経板は、五週目になると管のような形に変わっていきます。これを神経管といいます。管《くだ》のようになっているから、こう呼ばれているんですね。そして、この神経管の前の方がだんだんとふくらんで、くびれができ、脳らしい丸い形になっていきます。

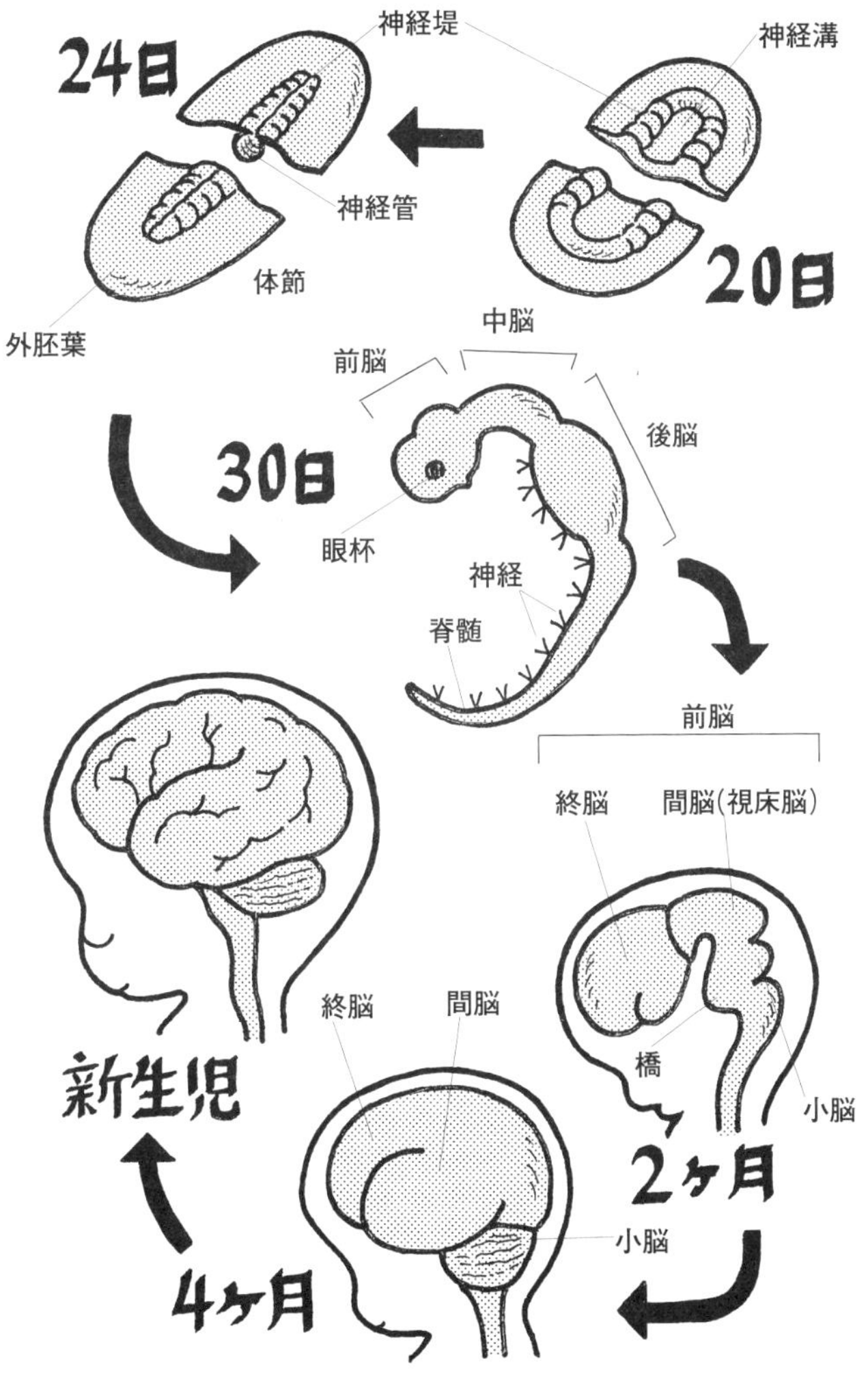
神経堤
神経溝
24日
神経管
体節
外胚葉
20日
中脳
前脳
後脳
30日
眼杯
神経
脊髄
前脳
終脳
間脳（視床脳）
橋
小脳
2ヶ月
新生児
終脳
間脳
小脳
4ヶ月

この頃、脳の内側の壁には、神経細胞のモトになる神経芽細胞という細胞もできてきます。この細胞は分裂を繰り返して、植物の芽のようにどんどん脳の外側に向かって増殖していきます。ごくおおざっぱに言ってしまうと、これが脳のはじまりの形です。

神経管の管のくびれは、妊娠一一週（というとまだ三か月目です）になると、大脳、小脳、延髄などに分かれてきます。脳ができあがっていく過程は、さらにドラマティックに進み、妊娠二四週にもなると、大脳は前頭葉、頭頂葉、側頭葉、後頭葉と、いっそう細かく分かれ、妊娠二八週頃には、あの脳のしわしわができはじめます。そして、おなかの赤ちゃんの脳の形は、三六週にはおとなの脳とほとんど同じになるのです。

細胞同士がつながってはじめて脳は活動する

さて、おなかの中で赤ちゃんの脳がどのように形づくられるかが大まかにおわかり頂けたと思います。次に脳が脳として働くためには、その細胞の数をどんどん増やし、また細胞同士がネットワーク（連絡網）を作りあげていく、という大仕事が必要です。形は三六週でほぼ完成しますが、このネットワーク作成は、生まれた後もずっと続けられていくのです。

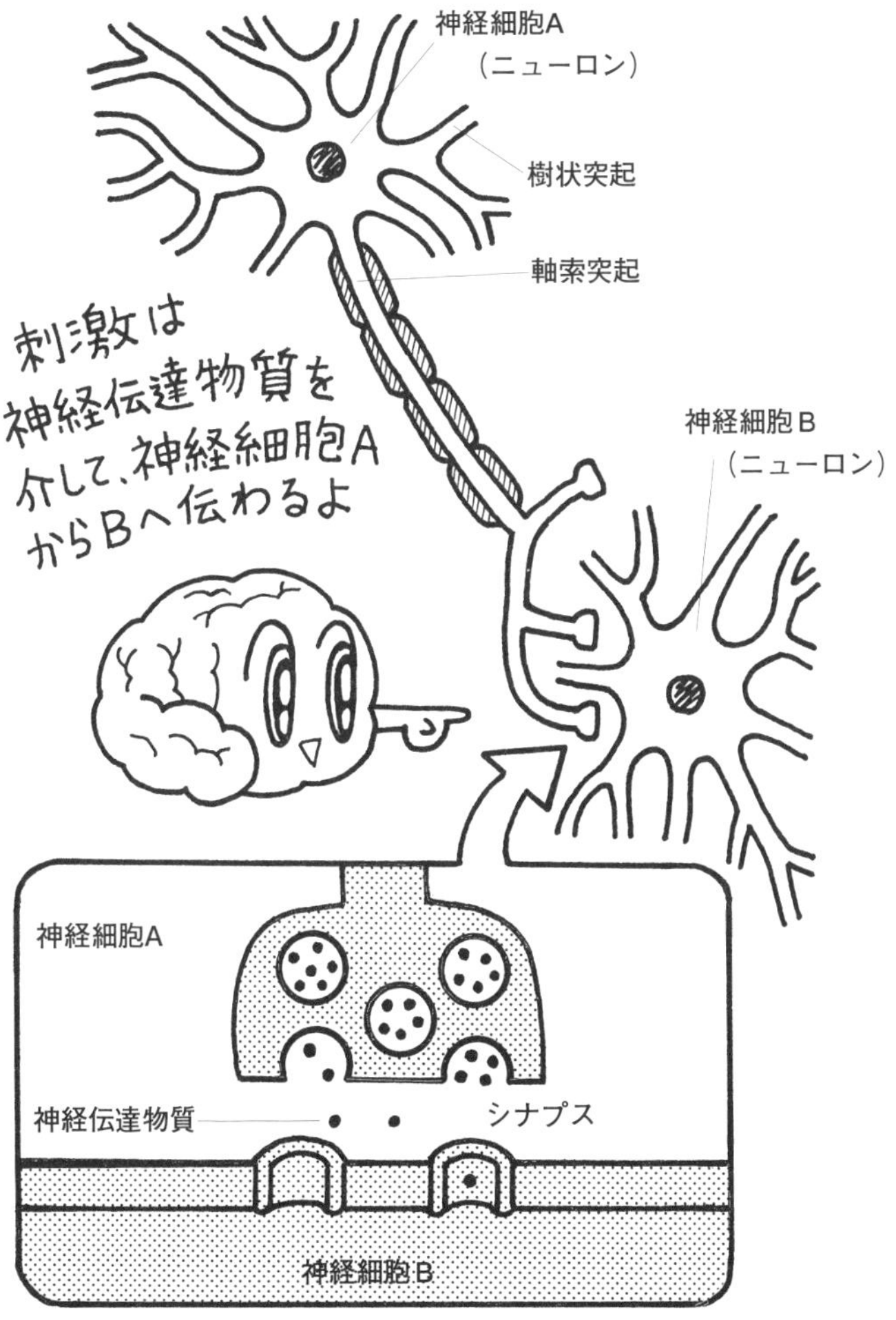
神経細胞A
（ニューロン）
樹状突起
軸索突起
刺激は
神経伝達物質を
介して、神経細胞A
からBへ伝わるよ
神経細胞B
（ニューロン）
神経細胞A
神経伝達物質
シナプス
神経細胞B

脳は、ごくおおまかに言うと「神経細胞」と「グリア細胞」と呼ばれる細胞からできています。これらは脳特有の細胞で、体のほかの部位にはありません。

15ページの図のように「神経細胞」は、何本かの長い突起を持っています。神経細胞本体とこの突起をあわせたものには「ニューロン」という別の名前がつけられています。このニューロンは脳のたいせつな構成単位で、ニューロン同士が結びつくことで刺激が伝達されていくのです。

では、どんなふうに刺激は伝達されていくのでしょう。実は、ニューロンとニューロンが結びつくところは「シナプス」と呼ばれ、そこにはすき間があります。刺激はニューロン内を電気信号となって伝わっていくのですが、そのニューロン内を通ってきた刺激が次のニューロンに伝わるには、このすき間をクリアしなければなりません。そこで、必要なのが「神経伝達物質」という化学物質なのです。この「神経伝達物質」がニューロンを伝わってきた電気信号をシナプスのところで、電気信号に代わって次のニューロンに伝えてくれるのです。こうして、刺激は次々にニューロンを伝わっていきます。

もう一つの「グリア細胞」は、刺激の伝達には直接かかわらない細胞です。刺激を間違って伝えないように神経細胞を支える役割を担っています。

人間の脳細胞は、三段階で増えていきます。最初に細胞を包む外側の細胞、神経上皮細胞が増え、次にニューロンが増えます。そして最後にグリア細胞が増えるのです。神経細胞は、いったん死ぬと同じ細胞が再生されることはないという特徴をもっています。たとえば肝臓なら、一部を切り取っても、細胞分裂がくりかえされて元の肝臓の大きさに戻ります。神経細胞は二度と再生されることはありません。ここがほかの臓器と大きくちがっているところです。

おなかの中の赤ちゃんのニューロンは、生成がはじまると、早期に勢いよく増えて、おとなのニューロンを大幅に上まわる数にまでなります。ところがおどろいたことに、それが少しずつ整理されて減っていき、生まれる直前にはおとなの脳と同じか、それより少しばかり多い、およそ一四〇億個ほどになります。この整理されて減っていく現象を「神経細胞の細胞死」といいます。

脳科学で「脳が発達する」というのは、神経細胞が発生してその数を増やし、ニューロンが結びつき、ネットワークを構成していくことをさしています。そしてさらに、数が増えることだけを意味するのではなく、神経細胞が目的に応じて整理され、減っていくことをも含んでいるのです。

「発達する」という言葉からは、どちらかというと量的にもどんどん増えるというイメージを持ってしまいますが、「細胞が死ぬ」ことも発達だなんて、びっくりですね。

胎内でおこる「神経細胞の細胞死」、そのふしぎなメカニズム

「神経細胞の細胞死」は、そのほとんどが、胎内で起こっています。

この細胞死は、病気や事故の場合のように外からのダメージを受けて死んでいくといった性質の死ではありません。自然に起こる現象です。一定数の細胞が死んでくれることでかえって生きていけるという、ふしぎなメカニズムです。最近の研究で、これは遺伝的にプログラムされたものだということがわかってきました。

「細胞死」は、神経細胞以外のところでは起こらないかというと、そうではありません。むしろ、神経細胞以外のところで起こっている「細胞死」の方が、早くからわかっていたのです。

ちょっと手を大きく広げてみてください。指と指の間に薄い水かきのような部分が見えますね。それは「細胞死」の痕跡です。おなかの中で手がつくられはじめた頃の赤ちゃんの指は、水かきのようなものでつながっています。それが成長するにつれて少しず

つ消えていき、指は一本一本離れます。水かきのようなところの細胞が死んでくれることで、指として動きやすくなる。つまり「細胞死」によって、動きやすい指ができあがるのです。

神経細胞の細胞死は、指の「細胞死」のようには目に見えません。でも、脳の中でも同じようなことがおこっているのです。

では、細胞死することが決まっているのに、神経細胞をわざわざ余分に作っておくというプログラムの意図は、いったいどこにあるのでしょうか。

今考えられているのは、脳の神経細胞を整理していく過程で、なんらかのダメージを受けた場合の保障ではないかということです。あらかじめ余分な神経細胞をつくっておけば、何かアクシデントがあった場合、すぐにも修復できるというわけです。巧妙な危機管理システムなのです。

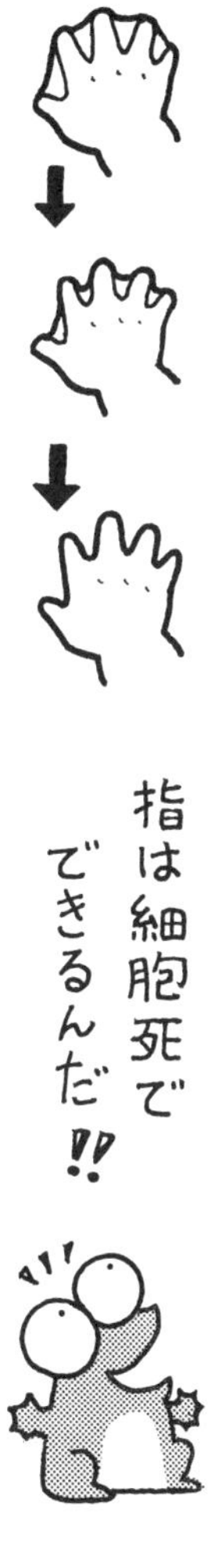

男の子か？　女の子か？　それも「神経細胞の細胞死」が決め手になる

赤ちゃんは男の子？　女の子？　今では、おなかの中にいるうちにもうわかってしまいます。「わかった方がいい」派と、「生まれるまでわからない方が楽しい」派にわかれてはいるようですが、誰でも性の違いがあるのはあたりまえだと思っています。男の子と女の子が別個の性だなんて、そんなことは大昔からわかっていることだ、なんて思っていませんか。ところがところが、ずーっと長い間、性はひとつだと思われていたそうです。失礼な話ですが、女性は劣った男性の一種だと言われていました。一八世紀になってやっと、生物学的に男性と女性がいることが認められたということです。

けれどもおもしろいことに、一九世紀になると、おなかの中の早い時期の赤ちゃんには、生殖器に男女の違いがないということがわかっていました。遺伝子のレベルで性別が決まるのは受精した瞬間ですが、それぞれの特徴をはっきりとさせて、それを担う機能を作っていくのに脳が大きな役割を果たすことがわかったのは、なんと、二〇世紀になってからなのです。

哺乳類の性の原型はメスです。遺伝子プログラムに従って、男の子の体には、妊娠七週頃に精巣ができあがり、その精巣がアンドロゲンの合成と分泌を始めます。やがて一四週から二〇週になると、アンドロゲンが急に大量に分泌されるようになり、男の子の脳は、そのアンドロゲン・シャワーを浴びて、オス型につくられていくと考えられています。

この時期は、ちょうど「神経細胞の細胞死」の時期にあたります。アンドロゲンは、神経細胞の死を促進したり、抑制したりすることで、男の子と女の子の脳の構造の違いをつくると想像されています。これを脳の「性分化」と言っています。脳の性分化は、生殖器の分化に少し遅れて起きます。

最近話題になっているのが、母親のストレスによる性分化障害です。母親のストレスが胎児の精巣に影響を与えてアンドロゲンの分泌を抑制し、脳の男性化を妨げるというのです。ただ、アンドロゲンの分泌が抑制されるしくみや、どの程度のストレスがどのくらいの期間かかるとこのような作用が働くのかなどについては、今のところまだ解明されていません。

脳の性分化は、思春期になるとよりはっきりしてくる男女の機能の違いや、性行動にも深くつながっています。誰が教えたわけでもないのに、男の子には小さい時から電車や車が好きな子が多いとか、女の子がおしゃまさんだとか、男女の行動の明らかな違いは、育てかたによるものだけではないようです。

●妊娠八週、こんなに早くから赤ちゃんは動いている

さて、司令塔である脳が、複雑でふしぎな変化をしながら機能を整えている傍らで、体のあちこちの準備も着々と進んでいます。そして妊娠二〇週頃になると、お母さん自身が赤ちゃんの動きを「胎動」として感じられるようになります。

ところが赤ちゃんは、なんと妊娠八週頃から、もう手足を動かしはじめているのです。ようやく頭、胴、手、足にわかれたかなあというくらいの頃です。まだ神経細胞がほとんどできあがっていないのに、なぜ動くのか……そこのところは、いまのところわかっていません。でも動いていることは確かなのです。お母さんが「胎動」を感じるずっと前から「胎動」は始まっているのです。

やがておなかの中で赤ちゃんが育ち、その動きがお母さんに伝わる頃がきて、「あ、動いた！」とおなかに手をあててみたりしますが、実はそれはおなかの中の赤ちゃんの動きのごく一部なのです。お母さんには伝わらない赤ちゃんの目の動きや、わずかな動きも「胎動」です。「胎動」は、ずいぶん広い意味で使われているのです。

こうした「胎動」が直接観察できるようになったのは、一九六〇年代に入り、超音波診断装置が用いられるようになってからのことです。それまでの胎児の研究といえば、中絶した後の胎児を観察したり、お母さんの話を聞いたりするしかありませんでした。けれども、おなかの赤ちゃんを直接観察できるようになったことで、胎内での赤ちゃんの動きが飛躍的に分かるようになったのです。

さて、ではおなかの中で赤ちゃんは、いったいどんな動きをしているのでしょうか。その動きは大きく三つに分けられます。ひとつはおなかの中だけで見られる動き、もうひとつは、一生続く動き、そして、生まれるといったん消え、しばらくしてまた現れる動きです。

●おなかの中で赤ちゃんは指しゃぶりもハイハイもしている

おどろいたことに、おなかの中で赤ちゃんは指しゃぶりをしていることがわかっています。そのようすは超音波ではっきりととらえることができるのです。

最初にそのことを発表したオランダのデ・フリースは、妊娠一五週頃の赤ちゃんに指しゃぶりを確認しました。といっても、指をくわえて吸いダコができるほどチュウチュウ吸っているわけではありません。指というより、ぎゅっと握った手全体を口に持っていってさかんになめる動きをするのです。この指しゃぶりは、生まれるまでずーっと続きます。ところが、生まれて一か月経った頃にはなぜかしなくなり、二か月頃になると再び始まります。

また、同じ頃にハイハイのような動きも見られます。生まれたばかりの赤ちゃんはすぐにハイハイなどしませんね。八か月頃になってようやくハイハイが始まるといったところです。でも、まるでハイハイの練習でも始めているかのように、おなかの水の中ではさかんにハイハイしているのです。

こうした、おなかの中で現れていた動きがいったん消え、生まれてからまた同じような動きをすることを、U字現象と呼んでいます。一度やっていた動作をやめたのに、もう一度、Uターンをして始めることから名づけられたのでしょうか。二度目に同じような動きが現れた時、それは、最初に現れた無意識の運動ではなくて、赤ちゃん自身がはっきりと意思を持った運動、随意運動になっています。ということは、おなかの中の赤ちゃんの指しゃぶりやハイハイは、自分の思いのままに体を動かすための準備だと考えていいかもしれません。

なあんだ、おなかの中にいる時からずっと指しゃぶりをしてるのか。そう思うと、生まれてからの指しゃぶりも、悩みのタネにしなくていいかもしれない。なんとなくおおらかに構えられそうな気がしてきませんか。

どうやら指しゃぶりと利き手には深い関係があるらしい

利き手がどうやって決められるのか、これは謎です。脳の機能に左右差があるので、利き手が存在することまでは分かっているのですが、では、なぜ、いつごろ左右差ができるのか、ということはわかっていません。

数年前、福井医科大学の小児科で、出産予定日よりも早く誕生した保育器の中の赤ちゃんの動きをビデオで撮りました。じーっと観察して、最初に注目したのが指しゃぶりでした。どうやら赤ちゃんは、顔を向けた方の手をしゃぶるようです。

出産予定日前の赤ちゃんの手の運動には、すでに左右差があり、両方の手を同じように動かすわけではありません。その動きは、顔の向きと一致していることが多いことがわかってきたのです。

そこで、おなかの中の赤ちゃんが、顔を向けた方の手しかしゃぶらないという事実、これが利き手のはじまりではないかと推論したのです。

また、保育器の中で、赤ちゃんの顔を右向きにすると右利きの赤ちゃんが多くなり、左向きにすると左利きや両手利きが増えるということもわかりました。つまり、赤ちゃんは胎児期の体位によっては、利き手が変わる可能性もあるようなのです。

月数を満たして生まれた赤ちゃんには、すでに脳の働きに左右差があることがわかっています。最初にみられる左右差は顔の向きです。顔を左右どちらかひとつの方向に向けるようになります。生まれてすぐでも、音や光や触る刺激に対して、左、右どちらにより反応するか、差があることも報告されています。

一か月健診でよく見かけるのは、頭の後ろが片方だけ扁平になっている赤ちゃんです。いつも一方に顔を向けているために、下に向いている方が圧迫されることになるのでしょう。もちろん、こうした扁平な頭はたいていの場合、自分で頭を動かしたり歩くようになると自然に目立たなくなります。とにかく、脳の働きの左右差が出生直後に存在していることに間違いはありません。

利き手には遺伝的な要素もあって、左利きの家系があるとか、ふたごには左利きが多いとかいう説もあります。また、利き手は四～五歳にならないと確定しないともいわれています。

利き手が脳の働きと密接につながっていることから、右脳、左脳などと騒がれて、反対に、右利きの人に左手を使わせようという試みもあるようですが、あまり効果はないように見えます。ストレスを感じながら無理なことをするよりも、左利き、右利き、そ

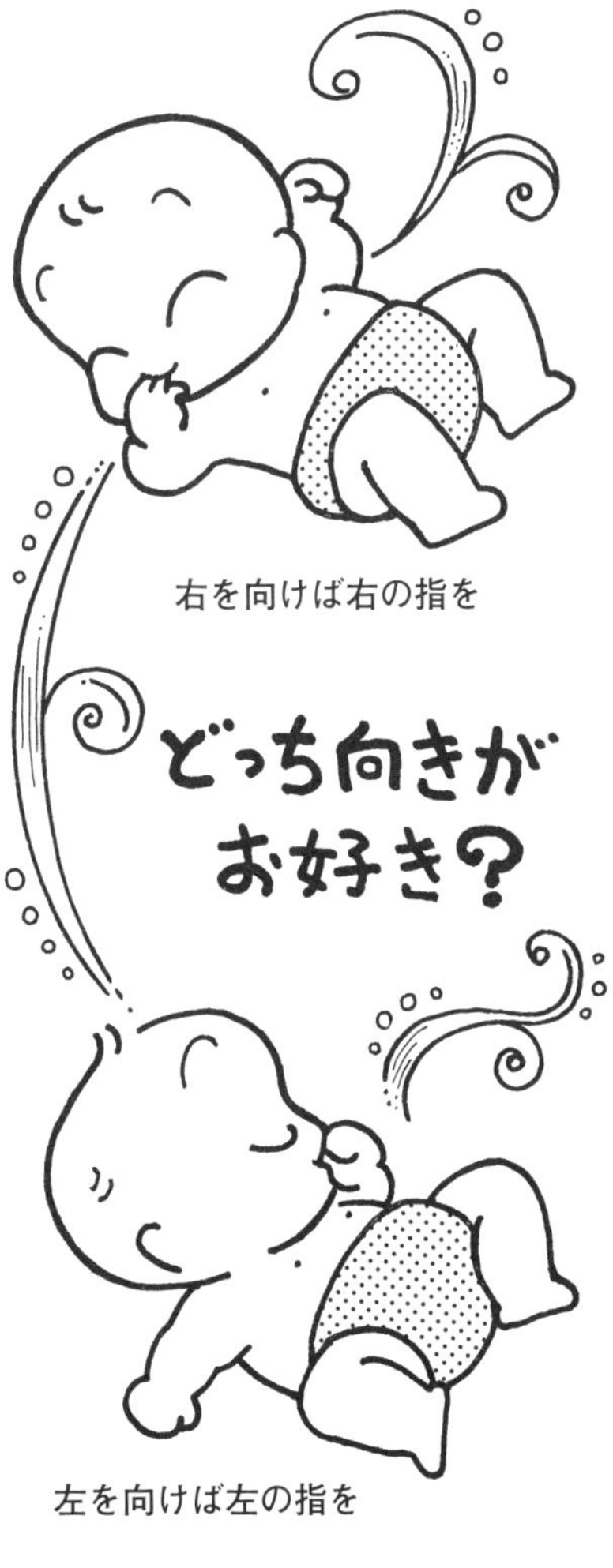
右を向けば右の指を
どっち向きがお好き？
左を向けば左の指を

れぞれを個性的な能力として、その良さを生かそうと考える方が、オーソドックスだけれどかえっておもしろい結果を生むのではないでしょうか。

あくびやしゃっくりをして、横隔膜をきたえている?

しゃっくりは、一五～一六週あたりから見られるようになります。超音波で見てみると、生まれたあとのしゃっくりとまったく同じではないのですが、それに似た動きを繰り返しています。どういう時によく出るのか、そこまではよくわかっていませんが、どうやら横隔膜をきたえているのではないかと考えられています。つまり呼吸の練習なのでしょう。

赤ちゃんが生まれた後も、よくしゃっくりをするのは、横隔膜の働きがまだまだ十分ではないからでしょう。横隔膜というのは、息を吸う時、息を吐く時、ちょうど注射器のピストンのような働きをします。起きている時も、寝ている時も、生きている限りは働き続けるわけですから、おなかの中にいる時からきたえているというのも、もっともな話です。

生まれたあとのしゃっくりは、生後一か月の健診の時によく聞かれる質問のひとつです。「よくしゃっくりするのですが、だいじょうぶなんでしょうか」とたずねられますが、ほとんど心配はいりません……おなかの中からやっているのですから。

同じように、妊娠一五週あたりから見られる動きに、胸をふくらませたり、しぼませたりするようなものがあります。これはまるで呼吸をする時と同じ動きなので「呼吸様運動」と呼ばれています。この運動も肺の機能に関係すると言われています。胎児のうちに十分に動かしていないと、生まれてから呼吸困難になったりすることもあります。

この「呼吸様運動」は、お母さんの血液中の酸素濃度と関係することがわかっています。お母さんに人工呼吸器で意図的に酸素を吸ってもらったり、止めてもらったりする実験をしたところ、酸素の量によって赤ちゃんの呼吸様運動が増えたり減ったりしたという報告があるのです。

呼吸の運動と関係があると思われ、よく見られるものにあくびがあります。あくびといっても水の中、なぜかしら……と思いますが、その意味はわかっていません。

●おっぱいを吸ったり、おしっこをしたり、おなかの中でも忙しい

おなかの中の赤ちゃんには、おっぱいを吸ったり、飲みこんだりするような運動も見

られます。つまり羊水を吸う動作や、飲み込む動きが見られるのです。そして飲んだ羊水をおしっことして羊水の中に排泄していることも確かめられました。

そのうえ、おなかの中の赤ちゃんがおしっこをするのは、いつも泣いた時であることがわかったのです。生まれた赤ちゃんも、泣いている時によくおしっこをすることが知られていますが、おなかの中からやっていることなのですね。

しゃっくり、あくび、吸ったり飲み込んだり、おしっこしたり……こうした動きは、生まれてからも一生続く動きです。生まれてからも生きてゆくのに必要な、いわば本能的な動きなのです。

赤ちゃんはおなかの中で驚いている?

それらに加えてもう一つ、おなかの中でだけ見られる動きがあります。

それは、英語で「スタートル」、日本語では「驚愕」と呼ばれる動きです。べつに何かに驚いて起こすわけではないのですが、びっくりするような動きのようすから、そう呼ばれているのです。「ビクッ」という感じですね。これは生まれてしばらくすると消えてしまいます。なぜ、なんのために起きるのかはまだわかっていません。お母さんが初めて感じる胎動は、この動きではないかと考えられています。

もしもこの動きが、生まれてしばらくしても消えない場合や、生後数か月も続く時は、脳の障害を疑うことになります。

胎動は赤ちゃんからのだいじなサイン

おなかの中で赤ちゃんはいろいろと活動していることが分かりました。そうした動きを赤ちゃんからのサインと受け止めてみると、だいじなものが見えてきます。

おなかの赤ちゃんは、胎動を通して、自分自身の病気や障害を伝えてくれます。お母さんの病気や体調の不良が、自分に不本意に働いていることも訴えます。

胎動が科学的な研究の対象となった頃から、赤ちゃんやお母さんの病気は、胎児の動きに何か影響を与えているのではないかということが大きなテーマになっていました。

最近では、超音波診断によってその影響が少しずつわかるようになってきたのです。

赤ちゃんにとっては子宮が環境のすべてです。お母さんが病気でない場合でも、子宮の大きさや羊水の量などが胎動や胎児の姿勢に影響してきます。胎児に比べて子宮が小さい場合、頭の変形や側湾症《そくわんしょう》などが見られることがあります。でも、こうした異常は、出生後少しずつ改善されることもありますから、軽度の場合はあまり心配せずに少し経過を見てもいいかもしれません。

早期破水のために子宮内の羊水が失われた場合、羊水の量が少なくなればなるほど、胎動が小さく、動きの速度も遅くなるという報告もあります。

では、お母さんの病気は、赤ちゃんの胎動にどう影響するのでしょうか。

たとえば梅毒、風疹などが赤ちゃんに感染する「先天感染」や、母体の糖尿病やその他の内分泌疾患などでは、脳の形成に障害をきたす場合があり、胎動に異常がみられることがあります。お母さんが飲んでいる薬、抗痙攣《けいれん》剤なども、胎動に影響があることがわかっています。また、大量のアルコール摂取や喫煙でも、やはり胎動に異常がみられることがあります。

というと、何か病気にかかっているお母さんは心配されるかもしれません。でも、胎動によって赤ちゃんの状態を把握することで、お母さんが不必要に不安を感じないですむという一面もあります。また、お母さん自身の病気の治療の効果をみる指標として、胎動が使われるようにもなるでしょう。

赤ちゃんに病気があるときも、やはり胎動に異常がみられます。

オランダの産婦人科医フィーゼルは、無脳児という重い障害をもった胎児を観察して、正常とはずいぶんと違う胎動のパターンになったと報告しています。また、九州大学医学部産婦人科の堀本直幹先生らの研究グループでは、胎児期の呼吸に似た運動（呼吸様運動29ページ参照）などに異常があった三人の胎児には、生命維持を司る脳幹の部分に異常があったことをつきとめています。

胎動の研究が進むに従って、赤ちゃんがおなかの中にいる時に手術をするような試みも始まっています。たとえば水頭症の手術や横隔膜ヘルニアなどの手術はもうすでに行われています。胎動の観察は、異常を早く発見したり、分娩の時期や方法を決めたりするためにも用いられています。胎動は、赤ちゃんの生命と安全を守るとてもだいじなサインなのです。

妊娠中はいつもゴキゲンでなきゃいけないの？

「ほらほら、お母さんが楽しくしていないと、おなかの赤ちゃんにひびくわよ」なんて、先輩ママが若い妊婦さんにことばをかけているのをよく見かけます。これは、正しいともいえますし、そうでないともいえます。

お母さんの感情が胎児に与える影響については、どちらかというと乳幼児精神医学の分野や新生児医療の分野でさかんに取り上げられていますが、そのさきがけは一五世紀イタリアの奇才、レオナルド・ダ・ヴィンチだといわれています。

ダ・ヴィンチは著書の中で次のように書いています。

『母親が望んだことは、その望みを抱いた時に、身ごもっている胎児にしばしば影響を与える。（中略）母親の抱く意志、希望、恐怖そして精神的苦痛は、母親よりもその胎児に重大な影響を及ぼすために、胎児の命が失われることも多い』

確かに、大きな不安や恐怖がおなかの赤ちゃんに影響を与えることは、科学的に証明できるようです。大地震のあと、胎動の回数の増減を調べた結果、母親の不安やストレスが、胎児に影響を与えていると判断されました。

逆に、お母さんが幸せを感じていると、その思いが胎児に伝わるのでしょうか。残念ながら、それを科学的に立証した研究はないようです。まして、胎児期の母体の精神状態がこどもの一生を左右するとは、とても思えません。妊娠中は常に感情が安定していて幸せじゃないといけない、ということではなくて、強い不安を感じるようなことさえ避ければいいのではないでしょうか。

赤ちゃんがやってくる。そのうれしさは大きいものです。それはそれとして、日常の暮らしの中では、そうそう幸せな状態ばかりが続くはずはありません。

だいたい、妊娠中のお母さんは、それだけでも相当なストレスになります。体は重たいし、つわりでなくてもなんとなく気分はよくないし、好きなことも思いどおりにはできません。怒ったり、悲しんだり、不安になったりするほうがむしろあたりまえです。そんなお母さんのそばにいるお父さんも、同じようにストレスを感じているかもしれません。ときには夫婦ゲンカも必要です。

妊娠中は明るく幸せな状態でないといけないなどと、そのことにばかりとらわれすぎると、それがまたストレスになりかねません。大地震といった、相当大きい不安や恐怖を受けないかぎり、だいじょうぶです。もともと何か決定的な障害がないかぎり、赤ちゃんには驚くほどの生命力と、ダメージを修復するしくみが備わっています。それを信じて、ふだんどおりの生活をしていればいいと思います。

胎動との関係で言えば、まったくとは言わないまでも、お母さんの感情がそれほど深刻に影響した例というのは今のところ知られていません。

赤ちゃんの耳には、いっぱい音が届いている

赤ちゃんの耳の原型ができはじめるのは、ずいぶんと早いことがわかっています。妊娠五〜六週頃には耳らしい穴ができはじめます。この頃だと、まだ妊娠していることに気づいていないこともあるかもしれません。

でも、この耳の穴だけでは音を聞きとることはできません。耳の穴を通して入ってきた刺激を、音として感じる聴神経が脳とつながって、はじめて聴こえるようになります。聴こえはじめは、だいたい妊娠二〇週頃、ちょうどおなかの中の赤ちゃんの動きを、お母さんが胎動として感じはじめるのと同じ時期です。

人間の感覚には視覚・聴覚・触覚・味覚・臭覚がありますが、なぜこの聴覚がこんなに早くから発達するのでしょうか。

それは、音という刺激がもっとも入力しやすい刺激、それも強い刺激だからではないかと考えられます。ですから、おなかの赤ちゃんの耳には、いっぱい音が届いているのです。

まず、一番ひんぱんに、それもうんと近くで聞こえてくるのは、お母さんの心臓のドクドクという音や血液が流れる音、食べものが胃や腸の中を通っていく音などでしょう。

そしてお母さんの声。なにしろ赤ちゃんは、お母さんのおなかの中にいて、つながっているのですから。そして、お母さんと話している人の声。それはお父さんの声が多いかもしれません。お姉ちゃんやお兄ちゃんたち、いっしょに住んでいる家族の声も聞こえているはずです。

人の声ばかりではなくて、いろんな生活の音もあります。台所で包丁を使うトントントンといった音やお皿がぶつかる音、テレビの音、音楽、電話のベル、車のクラクションなど、お母さんに聞こえる音は赤ちゃんにも全部聞こえています。

では、それらの音は、おなかの中の赤ちゃんには、いったいどんなふうに聞こえているのでしょう。

だいぶ前になりますが、国立岡山病院、山内逸郎先生の研究グループが、出産直前の破水した子宮の中に、実際にマイクを入れて確かめてみました。すると、まるでプールにもぐった時のような、くぐもった音が聞こえてきたそうです。

赤ちゃんの耳に音が届くまでには、お母さんの体や、羊水という水の層が間にはさまっています。うんと聞き取りにくい、くぐもった音になることは誰でもすぐに想像できますね。

毎日聞いている音や声が、おなかの赤ちゃんの発達に果たしてどこまで影響を与えているのか。今のところ、科学的には、どんな形であれ証明されてはいません。

ですが、おなかの赤ちゃんは、くぐもった音ではあるけれどもちゃんと聞いている、家族の声や生活の音を感じていることは知っておきましょう。そうした毎日届く音が、平和で楽しい雰囲気のものであるに越したことはありません。といっても、人間だれしも、気分のいい時ばかりではありません。まして、おなかの大きなお母さんは、それだけで相当なストレスも感じているでしょう。泣きたくなったり、怒鳴りたくなったりすることがあったとしてもおかしくありません。そんなことも含めて、全体として穏やかに過ごすことができていればいいのではないでしょうか。

赤ちゃんの目は、おなかの中でも光に反応する

赤ちゃんの目の原型は、妊娠四週に入る前にできあがります。といっても目の形ができているだけです。視神経が発達して、この目と脳がつながるにはまだ少し時間がかかります。

一六週頃になると、ようやく視神経が発達してきて「目」という視力器官と脳がつな

がります。でも、まだまぶたは閉じたまま。何かを見ることはできません。

ところが、超音波で調べてみると、まぶたは閉じているのに、眼球だけは動いています。はじめのうちは左右に、やがて上下にも動くようになります。おもしろいことに、二つの眼球はばらばらに動いています。きっと、やがて広い世界を見る日のために筋肉を動かす練習をしているのでしょう。

閉じていたまぶたが開くのは妊娠二四週の末頃です。でもまだ、目が見えているわけではありません。ただこの頃になると、光に反応していることがわかっています。お母さんのおなかに強い光を当ててみると、赤ちゃんが動き出すのです。まぶしいのでしょうか。びっくりしたようなしぐさをしたり、かと思うと、光の強い方へ近づいたりすることもあります。

光は子宮の中に、ほとんど入ってきません。目を使って何かを見る必要もないでしょう。ただ、こういう実験結果があります。妊娠七か月で生まれた未熟児に一瞬の強い光を当てると脳波が変化をし、脳が光に反応しているのがわかります。同じ頃、光をあてると瞳孔が縮小する瞳孔反射も見られます。生まれる前から光に対して反応する力を十分持っているようです。

目は、こんなふうにおなかの中で準備され、生まれた時には〇・〇二くらいの視力をもっているといわれています。

おなかの中の赤ちゃんには、味だってわかる

おなかの中の赤ちゃんは、必要な栄養はへその緒を通して食べているわけで、舌を使ってはいません。また、生まれてからミルクを飲むための練習で、羊水を飲み込んだりしますが、羊水には特別に味はついていません。とすると、ことさら味にうるさいということはなさそうに思われます。

ところがところが、赤ちゃんはおなかの中にいる頃からちゃんと味覚を持っているのです。それは、「羊水穿刺《せんし》」という方法を使った実験で確かめられました。今ならちょっとためらってしまうような方法です。

妊娠中のお母さんのおなかに細い管のようなものを入れ、その管を通して羊水に味をつけます。羊水に砂糖で甘味をつけると、赤ちゃんはよく飲み、反対に、ちょっと味を苦くするリピオドールという造影剤を入れると、あまり羊水を飲まなくなったのです。

甘いものが好きで苦い物は嫌い……おなかの中にいる時から、もう味の好みがあると

でもいうのでしょうか？

人間の味覚は基本的には「からい」、「苦い」、「甘い」、「すっぱい」の四種類あります。わたしたちの味の好みは「からいのは大好きだけど、すっぱいのは苦手」とか「甘い物は好きだけど、からいものはちょっと」などと、いろいろです。「ニガウリの苦みがなんともいえずいいねえ」なんていうお父さんもいらっしゃるでしょう。そうした味の好みは、わたしたちが本来もっている傾向と、生後の環境があわさって作られてきたのです。

でも、おなかの中の赤ちゃんの場合は、それとはちょっと違うようです。

元来、甘いものはカロリーが高いので、エネルギー源として人間の体には必要なものです。また、苦味は、おおむね害のあるものに含まれています。赤ちゃんには、そうしたことを、本能的にかぎ分ける能力が備わっていると考えられます。

そうなると、これは確かめられているわけではありませんが、食べ物が腐った時にはすっぱい味がしますから、もしかしたらすっぱい味も、赤ちゃんは「ノー・サンキュウ」かもしれません。

そうやって赤ちゃんは自らの危険予知能力を発揮しながら育ち、生まれた時にはもう、舌に味覚を感じる味蕾という感覚器官も備えています。

その後、どこまで違いがわかる舌になるかは、人それぞれというほかなさそうです。

胎教がほんとうに有効だというデータはない

超音波診断装置による研究をはじめ、もろもろの実験で、おなかの中の赤ちゃんの実態が解明されはじめました。音や光を感じていることなども証明されてきました。

そうした、おなかの赤ちゃんのさまざまな能力に着目し「胎教」を提唱する人たちがいます。音楽や外国語を聞かせて優秀な赤ちゃんを育てましょうというわけです。果ては「生まれてからでは遅すぎる」と言う人までいるほどです。そうした主張を後押しするのが「胎児の頃のことを記憶しているこどもがいる」とか、「教えもしないのに、父親しか知らない曲を弾いてみせたバイオリニストのこどもの話」といった、いくつかの事例です。もしこの事例が事実だったとしても、それを一般化するのはどうでしょう。

胎教はほんとうに必要か。答えはノーです。今のところ、聴覚を通した特別な働きかけが、特別に何かを発達させるというデータはありません。

おなかの中で心地いい音を聞いているのは悪いことではありません。お母さん自身が好きな音楽を聞いたり、映画を見たりしてリラックスする。時にはおなかの赤ちゃんに話しかけてみるといったことは、とっても快適とばかりは言えない妊娠中の暮らしに、ちょっとしたアクセントをつけるかしこい過ごしかたです。

しかし、音楽や語学の能力を高めようといった、高度な学習ができるとは思えません。胎教と称してさまざまな不自然な働きかけをし、その結果あまり違いはなかった、という場合の、親の失望感がこどもに与える影響の方がかえって心配です。

ことさら胎教などということをしなくても、自然な暮らしをしていれば、赤ちゃんはちゃんとおなかの中で発達の道筋に沿って、自分自身を創りあげていきます。みごとな生命のいとなみに目を見張っていれば、それでいいのではないでしょうか。

●赤ちゃんは、おなかの中でも起きたり眠ったりしている

赤ちゃんが元気にお母さんのおなかを蹴ったりしている時、赤ちゃんは起きていて、じっとしている時は眠っているといえるのでしょうか。実は、胎児が起きているか眠っているか、その判断は長い間とても難しいことでした。何を指標に判定するのかが、なかなか定まらなかったからです。

九州大学医学部産婦人科の中野仁雄教授のグループは、超音波断層装置を使って胎児

の眼球や口唇の動きを観察することで、それをつきとめようとしました。

まず、眼球が動き始める時期が、妊娠一四週頃であることがわかり、二四～二五週前後になると、それまで散発的に見られた目の動きが、続けてひんぱんに見られるようになります。二九～三〇週頃には、眼球が動かない期間と、動いている期間の区別が、はっきりしてくることがわかりました。

さらに、三〇週前後になると、動く時と動かない時の持続時間は、それ以前より明らかに長くなり、三七週近くまでどんどん増えていきます。そして、それ以降はあまり変化がみられなくなります。

この眼球が動かない期間と動く期間は、生まれてからの赤ちゃんのノンレム睡眠（深い眠り）とレム睡眠（浅い眠り）にちょうど対応しています。つまり、おなかの赤ちゃんの睡眠のリズムは三〇週前後からできはじめ、三七週頃に成熟すると考えられます。

生まれたばかりの赤ちゃんは、ノンレム睡眠の状態の時に限って規則的に口をくちゅくちゅ動かします。胎児の口の動き＝口唇運動を観察した結果、三五週頃には口をくちゅくちゅさせる動きが出現することもわかりました。ということは三五週頃にはノンレム睡眠という深い眠りが始まっているというわけです。

さらに、瞳孔の大きさを超音波で測定し、散瞳（瞳孔が開いた状態）と縮瞳（瞳孔が絞られた状態）の区別ができるようになって、胎児が覚醒している時期があることもきちんと証明されました。妊娠三六週の胎児は、どうやら目覚めている時があるようです。三〇週というと七か月半、三六週というと一〇か月目。このあたりになると、おなかの中でも、起きたり眠ったりという、基本的な生体リズムができあがってきているのですね。

ところで、中野研究室のこの研究、ほんとうに大変な仕事です。たとえば、超音波で瞳孔を見るというのは、超音波が水晶体を通過する時に反射する信号を捕らえて、その大きさを測定するということなのです。動いている胎児の水晶体、わずか上下一～四ミリの瞳孔。その幅を測定するのはむずかしい仕事です。さらにそれを数時間、時には一日中観察するのですから、その結果はまさに忍耐と汗の結晶です。

●おなかの中の赤ちゃんはたんたんとプログラムを遂行している

おなかの中の赤ちゃんのふしぎな動きをいろいろと見てきました。

小さな受精卵が変身を重ね、やがて生まれ出る日のために、さまざまな準備をしていることがとてもよくわかります。その道筋は、外側から働きかけをすることで変わることはなく、赤ちゃん自身の中にしっかりプログラムされているのです。

そのことは「外に出た胎児」といわれる早期出生児のようすが、はっきりと伝えています。保育器の中で守られて育つ赤ちゃんの状況はおなかの中と同じです。

たとえば、「赤ちゃんが泣く」というごくあたりまえの動作も、ちゃんとプログラムされていることなのです。二〇週、三〇週と、早く生まれすぎた赤ちゃんの場合、もごもごと動き、さまざまな表情を見せてはくれますが、声をあげて泣くことはありません。ところが三四～三五週頃になると、どの子も突然泣きはじめます。つまり、誕生期一か月前頃になると、やおら泣くことができるようになるというわけです。二〇週、三〇週は、本来、おなかの中にいるはずの時期です。おなかの中はどこよりも安全だし、食べ物も必要なだけ送ってもらえるのですから、泣くというサインを出す必要がありません。でも、いよいよ外に出て自分で生きていくという頃になると、やっぱりその練習をしておかなくてはなりません。三四～三五週になると、「さあ、いよいよその時だ」という、赤ちゃん自身に組み込まれたスイッチが入るのではないでしょうか。

ミルクを飲むという動作も同じように、三六週にならないとできません。早く生まれてきた赤ちゃんに会ったことのない人は、赤ちゃんは生まれたとたんに自分でミルクを飲むものだと思い込みやすいのですが、そうではないのです。早く生まれた赤ちゃんは、飲みこむ舌や口の筋肉の動きがまだ十分にできあがっていません。ですからＮＩＣＵ（新生児集中治療室）では、赤ちゃんの胃あたりまで通した細い管や血管から栄養を補給しています。おもしろいのは、誰が教えるわけでもないのに、三四〜三五週頃が来ると、どの赤ちゃんも、ちゃんと自分でミルクを飲めるようになるということです。この三四〜三五週頃という時期がまた絶妙です。一か月くらい早く生まれたとしても、ちゃんと生きていけるようになっているんですね。

こうした早期出生児のようすは実に象徴的で、発達の道筋は、赤ちゃんの中にあらかじめプログラムされているんだなと、改めて納得させられます。

●赤ちゃんの脳が陣痛開始のボタンを押す

ミルクを飲む、泣くといった、自分で生きていくことに必要な動きの練習が進むと、いよいよ広い世界に飛び出す時です。お母さんの側からいえば出産です。

ほんの少し前まで、出産は「お母さんががんばって産む」というふうに思われがちでした。でも、最近では赤ちゃん自身が外に出ようとする力も大きいと考えられるようになってきています。出産という大仕事は、お母さんだけではなく、赤ちゃんもいっしょにがんばって、はじめて成される共同作業なのです。そう考えると、出産はけっしてお母さんだけの孤独な戦いではなくなってきます。

また、陣痛開始のボタンを押すのは、赤ちゃんの脳だということもわかっています。お母さんのおなかの中から外へ出ようという、赤ちゃん自身の意思のようにも思えますね。

生命が宿ったその瞬間から、赤ちゃんは、赤ちゃんその人として生きはじめる

こうして、おなかの中の赤ちゃんの実像が見えてくると、お母さんがまだ妊娠に気づかない頃から、赤ちゃんは誰とも、何とも関わりなく、自分の遺伝子に組み込まれたプログラムに従って、精緻でダイナミックな変容をとげていることを認めざるを得ません。

まずは司令塔にあたる脳が形づくられ、次々と複雑な臓器ができあがっていきます。それらは互いにつながりあいながら、次第に形を整え、担うべき機能を備えていきます。

その過程のさまざまないとなみの中でも、ひときわびっくりさせられるのは、「神経細

胞の細胞死」でしょう。生成と同時に死があり、この細胞死なしには、神経細胞の効率的な組織化はありえないというのです。一見マイナスに見えるいとなみが、複雑な神経細胞の整備のかなめになっているという事実は、なにやら、人生の深淵をのぞくようです。そして、あらかじめリスクも織り込み済みの、この注意深いプログラムが、わたしたち自身のはじまりの時にもあったことを考えると、よけいふしぎに思えてきます。

それぞれの臓器と、その機能が、胎生九か月の時点でほとんど完成するということにも驚かされます。一か月早く飛び出してもだいじょうぶとでもいわんばかりに、誕生のズレを見越した準備が整えられていることを知ると、その周到さには舌をまきます。

よく考えてみると、お母さんにとっては体の一部なのに、おなかの赤ちゃんに手を加えることはできません。たとえ肉体を共有しているお母さんといえども、そのプロセスを肉眼で見ることとさえ許されません。この厳粛な事実はあまりにあたりまえすぎて、忘れられてしまっているのかもしれません。この事実をもう一度意識し直しておきましょう。それはきっと赤ちゃんが誕生した後、「おとなが赤ちゃんにどのようにかかわるか」という問いへの深い示唆を与えてくれるでしょう。

生命が宿ったその瞬間から、赤ちゃんは誰の所有物でもない、赤ちゃんその人として生きはじめる。そのことをまっすぐに見つめたら、やがて誕生する赤ちゃんとの時間は、新鮮な驚きに満ちた、楽しいものになるのではないでしょうか。

第二章　生まれた赤ちゃんが見せる驚くほどの力

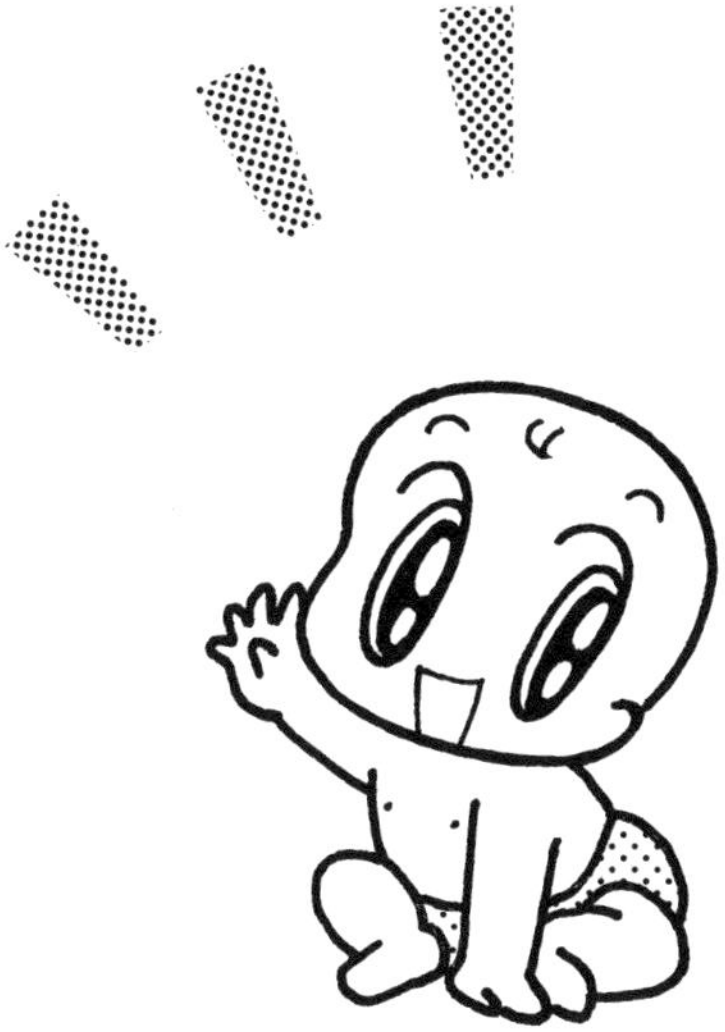

まるい顔、やわらかな頬
青みがかった瞳、まっすぐな視線
それは、わたしがしくんだ巧まざる戦略
誰もが小さなからだを育み、
抱きしめたくなるように
そんな、わたしの小さなからだには、
さまざまな能力が潜んでいる
翼ひろげるときをまっている

赤ちゃんの丸い顔が子育てをうながす

たいていの人は赤ちゃんを見ると、思わず笑いかけ、ちょっと頬に触ってみたくなります。生まれた赤ちゃんの顔は丸く、体も全体にやわらかく、手や足も本当に愛らしく見えます。

実は、オーストリアの動物行動学者、ローレンツが、「赤ちゃんのさまざまな形態的な特徴が、おとなの育児行動をかきたてる」と主張したのは、半世紀も前のことです。

確かに、おとなと比べてみると、どの動物も赤ちゃんの顔の輪郭は丸く、やわらかいことがはっきりわかります。鳥のヒナなど、くちばしの形まで大人のそれとはまるで違っています。全体的な身体のバランスも、手足が短くまるまっちくて、八頭身とはほど遠いですね。

丸い形は、かわいいと感じるだけでなく、攻撃性を感じさせません。剣やアイスピックのような尖ったものを見ると危険を感じ、それだけで「ほらほら、危ないよ」と警戒してしまいます。葉っぱでも、松や杉のような針葉樹とブナやカシのような広葉樹では、受ける感じが違います。また、太った体型の人を見ると、その人のほんとうの性格とは関係なく、なぜか安心できる気がする、という傾向もあります。

おとなの手を借りなければ生きてはいけない小さな命は、世話をやきたくなるような条件を自然に潜ませているのです。その条件におとながうまく乗せられているというのは、どうやら間違いのない事実のようで、おとなは赤ちゃんを育てているつもりですが、実は育てさせられているということでしょうか。ならば、その楽しい罠にまんまとはまってあげましょう。

●赤ちゃんのほほえみは、おとなの働きかけを誘う巧妙なしかけかもしれない

生まれたばかりの赤ちゃんをじっと見つめていると、ふとほほえむことがあります。「あっ、笑った」と思わず嬉しくなる瞬間ですが、それは「新生児微笑」といわれ、赤ちゃんの側に「なにか嬉しいことがあった」とか、「気持ちがいい」といったような意図はなく、ほほえんでいるのです。

このほほえみは、おなかの中にいるときから現れているといいます。東京学芸大学の高橋道子教授は、予定日より早く生まれた赤ちゃん（低出生体重児）を観察して、ほほえみを確認しています。受胎後二六週には、生まれて間もない赤ちゃんと同じようなほほえみが現れ、三五週でもっとも多くなるということです。

なぜほほえむのか……生まれたばかりの小さな存在には、「ほほえむことで周囲の関心を呼び起こすことがとても重要だ」ということがプログラムされていて、おなかの中にいるときからほほえみの練習をしているとしか思えません。

生まれたばかりの赤ちゃんは、おなかの中にいたときにくり返していた練習の成果をここぞとばかりに発揮して、ほほえみます。その結果、お母さんや周囲のおとなのまなざしをひきつけ、笑い返したり、声をかけたりといった働きかけを誘い出すのです。

赤ちゃんがもっている「新生児微笑」という力で、図らずも引き出したおとなたちの反応がくり返されることで、赤ちゃんは二か月にもなると、あやしてくれている人の目をしっかりと見てほほえみ返すようになります。そうして、だんだんとほほえみの意味を理解し、四～五か月頃にはお母さんなど、ちゃんと身近な人を選んで意図的にほほえみかけるようになります。

このほほえみはだんだんと笑いに移行していきますが、五か月頃までは、まだ声を出さないにんまりという感じの笑いです。おとなと同じように声をあげて笑うようになるには、けっこう長い時間がかかるものなのです

実は、この「笑う」という能力は、動物の中でもヒトとチンパンジーだけにある高等

な能力です。

チンパンジーの赤ちゃんにも、外側からの刺激とは無関係のほほえみ「新生児微笑」が観察されています。ただ、チンパンジーの母親は人間の母親のようにほほえみ返さないので、赤ちゃんはひとりで笑っているだけです。チンパンジーのお母さんが赤ちゃんのほほえみを理解するには、一か月という時間がかかるそうです。この間、チンパンジーの赤ちゃんは、お母さんの反応を誘い出すためにほほえむだけではなく、「かみかみコール」という、お母さんの体をやさしくかむ行動をとるそうです。そうして一か月、やっとお母さんがかみ返してくれると、赤ちゃんは口をまあるくあけた笑顔（プレイフェイス）を返すというのです。チンパンジーの場合も、おとなの反応を引き出すために、最初に働きかけるのは赤ちゃんの方なのです。

●生まれた赤ちゃんの脳は、急速にネットワーク化される

人間の脳は生後、急速に大きく重たくなります。生まれたときには三五〇～四〇〇グラムですが、生後八か月でおよそ二倍になります。そして、三歳で三倍、五歳でおとなとほとんど同じ重さ、約一三〇〇～一四〇〇グラムになるのです。

脳の重さが増えていくのは、神経細胞自体が変化していくということです。ひとことで言うならネットワーク化です。一章でもお話ししましたが、神経細胞から樹状突起がたくさん伸びていろいろな場所へ広がっていきます。髄鞘は、その伝達を飛躍的に速くする役目を、グリア細胞は、それらの神経細胞を支える役割をしていますから、ネットワーク化が進めば、それにつれて髄鞘やグリア細胞も成熟していきます。そうした変化が脳の重量を増やすのです。

ネットワーク化が進むと、脳の重量が増える……とすれば、脳は重いほど頭がいいに違いない……と思えます。ところが、これまでの研究では、脳の重さと人の能力に、なんらかの因果関係があることを立証した人は誰もいません。重ければ重いほどいいというそんな単純なものではないようです。

●生まれた後に現れる、ふしぎな脳の現象

一九七〇年代に、脳の発生と発達の根幹にかかわるふたつの重要な発見がなされました。そのひとつが一章でお話しした「神経細胞の細胞死」です。もうひとつが「シナプスの過形成と刈り込み」という、これもまたふしぎなメカニズムです。「神経細胞の細胞

死」は、主に胎内で起こり、「シナプスの過形成と刈り込み」は、生まれてから起こる現象です。

シナプスが神経細胞同士をつなぐ役割をしていることは、すでに一章でお話ししましたが（15ページ図参照）、「シナプスの過形成と刈り込み」というのは、このシナプスを最初多めにつくっておいて、あとで余計な分を減らす現象を言います。過形成＝余分につくる、刈り込み＝減らすということです。

例をあげると、大脳の前の方にある前頭前野。ここは、脳の働きをコントロールする役割を担っています。この部分のシナプスの数は、生まれた直後に急激に増えて、五歳から六歳頃にピークに達します。そして、八歳頃になると減少しはじめて、一五歳から二〇歳までにはおとなと同じ数になることがわかってきました。

もうひとつ例をあげましょう。

大脳の後頭葉にある視覚野は、視神経を通して送られてくる目の前の情報が伝えられるところです。ここでのシナプスの数は、生後二か月頃から急に増えはじめて、八か月頃にピークに達します。それから徐々に減りはじめて、一一歳頃にはおとなと同じ数になります。

ではなぜ、シナプスは、いずれは刈り込まれてしまうのに、一時的にとはいえ余分につくられるのでしょうか。

現在のところ、それは、一種の危機管理の機能としてではないかと考えられています。「神経細胞の細胞死」と同じです。完成している機能、つまりシナプスの刈り込みが終わってしまっている回路には、余分がありません。もし、そこに何か障害が起きた場合、スペアを消してしまっているので、ダメージを受けたそのシナプスでなんとかしなければならず、回復に時間がかかると思われます。

一方、シナプスの刈り込みが終わっていない回路では、まだまだ余分が残っています。ダメージをうけたシナプスに替わって、待機していたシナプスが働き出すので、早い時期に回復させることができるというわけです。

赤ちゃんには、育つ過程で緊急事態が起こった場合、肩代わりをするスペアがたくさん用意されているということでしょうか。

シナプスの刈り込みで命令系統が整理される

さて、神経細胞から神経細胞へ電気信号を伝えるシナプスが、おとなになる過程で、なぜ刈り込まれてしまうのでしょうか？　スペアの役割を果たしてくれるのなら、そのままたくさんあったほうがいいように思えます。

ところが、シナプスが多い状態では、電気信号を伝えるのにとても煩雑で、正確に伝わりにくいのです。情報が多すぎると、かえって判断に迷います。それを「情報の海に溺れる」などと表現しますが、それに似た状態と言えるでしょう。

シナプスの刈り込みによって、複数のシナプス支配から単一のシナプス支配に移行すると、運動はスムーズに滑らかになるといわれています。命令系統がひとつに整理されると理解すればいいでしょうか。

シナプスの数は減少するものの、神経回路としては無駄のない効率的なものができあがっていくというわけです。

●シナプスは「適当な刺激」によって刈り込まれる

「神経細胞の細胞死」と「シナプスの過形成と刈り込み」、この発見を、さらに追究したのは、生化学者のエーデルマンと神経生理学者シャンジューです。

彼らは、脳の発達はふたつのプロセスを経て成熟すると考えました。

ひとつは、遺伝子によって作られた粗削りなシナプスが、すでに決められているプログラムによって刈り込まれるというプロセス。もうひとつは、環境からの刺激や学習によって刈り込まれるプロセスです。

シナプスの刈り込みは、使われないシナプスが自然に消滅するのではありません。どちらが残り、どちらが消滅するかは、二つのシナプスが競い合うことによって決まるのだというのです。

この考えかたは、脳科学者のあいだでは「神経ダーウィニズム」と呼ばれて支持されています。ダーウィニズムというのは、簡単に言ってしまうと、生物のある種が子孫を残せるかどうかは自然淘汰によって決まる、つまり優位な方が残る、という考えかたです。あの生物学者ダーウィンに由来します。「神経ダーウィニズム」とは、シナプスを含む神経細胞も自然淘汰されているということを指しています。

九州大学医学部生理学の鍋倉淳一先生によるマウスの実験で見てみましょう。

ふたつのシナプスの支配を受けている、ひとつの筋肉に注目します。その片方のシナプスだけに、繰り返し電気刺激を与えるという実験をします。これは、環境からの刺激を受けている状態を人工的につくったものです。この刺激を受けている方のシナプスは強化され、もう一方の刺激を受けなかった方のシナプスは消えてしまうのです。つまり、刺激を受けて強化されたものが生き残り、強化されなかったシナプスは戦いに敗れて消滅してしまったということです。

この実験で繰り返し与えられた電気刺激にあたるものが、こどもの環境や学習です。つまり、「適当な刺激」が繰り返し与えられることで、シナプスが刈り込まれ、脳や体の働きがスムーズになっていくのです。

増えることではなく、減ることが発達

これまで、発達とは、脳に刺激を与えてシナプスの数が増えることだと考えられていました。ところが、シナプスは、最初の段階でたくさん作られ、「適当な刺激」によってシナプス同士が競合しながら徐々に整理されていくことが明らかになったのです。

これまで乳幼児への教育や、障害児へのリハビリテーションの理論的な根拠になってきたのは、環境からの刺激や学習を通じて脳のシナプスが増え、ネットワークが作られるという考えかたでした。けれども、シナプスはむしろ整理され減少していることがわかってきた今となっては、それは根拠にはなりません。となると、外からの働きかけの

役割については、今一度根本的に考え直す必要があります。

最近の説では、ある程度の必要な刺激＝適当な刺激を超えると、それは逆にこどもの脳に負担になるのではないかと考えられるようになっています。

ＡＤＨＤ（注意欠陥多動症候群）と呼ばれる、自分をコントロールできない障害について研究している小児科医らの仮説は、このことを実際的に検証していく上で、とても興味深いものです。

四六時中じっとしていられないＡＤＨＤのこどもは、しつけが悪くてそうなっているのではなく、脳の障害を抱えている、というところまではわかっています。そして、研究が進められるうちに、どうやら、ＡＤＨＤ児の脳の中では、シナプスの整理がうまくいっていないのではないかと考えられはじめました。シナプスの刈り込み現象が見られないか、あるいは刈り込みの程度が小さく、余分なシナプスが残ってしまったのではないか。いずれにしてもシナプスの刈り込みになんらかの異常が生じて、脳の機能がうまく働いていないのではないかというのです。

ただし、これは今のところまだ仮説の段階です。なぜ刈り込みがうまくいかなかったのか、その理由は、環境などの外からの影響によるものか、こどもが生まれながらにもっている内的なものなのか、わかるまでには今少し時間がかかるでしょう。もしかするとこれが解明されて、過剰な刺激は害になる、「過ぎたるは及ばざるがごとし」ということになるかもしれません。動物実験では、脳に余計な刺激や運動の負荷を与えたところ、脳の正常な機能が傷ついてしまったという例が報告されています。

考えてみれば、赤ちゃんはおなかの中から外へ出て、ただでもいろいろな刺激を受けて育っています。ごく身近なおとなとのやりとりだけでも、十分な刺激です。ことさら、早期教育などで提唱しているような教育論が「適当な刺激」なのかどうか、もう一度、慎重に検討しなおす必要があるでしょう。

●自然な動きをありのままに見ることで、赤ちゃんを理解する

仰向けに寝た赤ちゃんを見ていると、もごもご、ばたばたとわけのわからない動きをしています。この動きに注目し、ジェネラル・ムーブメント（自発運動）と名付けたのは、オランダにあるフロニンゲン大学の発達神経学教授プレヒテル博士でした。彼は、動物行動学者ローレンツ博士の弟子であり、著者（小西）は彼の元で共同研究者となり、現在も日本でジェネラル・ムーブメントの研究を続けています。

赤ちゃんは、言われたとおりに動いたり、じっとしていたりはしません。また、長い時間拘束しておくこともできないので、思うような実験ができないという事情があります。

そんな状況のなか、専門家たちは、「成長発達の研究は終わっている。残っているのは心の問題だ」と言い、赤ちゃんのあれこれのすべてを母子関係で説明しようとしたのです。プレヒテルは、そうした専門家たちの態度に困惑していました。赤ちゃんをめぐるもろもろの課題や問題を「母子関係」や「愛情の問題」だけで結論づけてしまったら、赤ちゃんの実態を科学的に解明する研究はますます進みません。

そこで、プレヒテル教授は、赤ちゃんの自然な行動をありのままに見ることで、赤ちゃんを科学的に理解しようとしました。その研究方法は、赤ちゃんの行動を一日中ビデオに撮り、その録画を再生し観察するというものです。

旧来の小児神経学では、新生児期特有のさまざまな反射に注目してきました。いわゆる原始反射といわれるもので、赤ちゃんにある動きを与えると反射的な運動が起こるというものです。この原始反射は成長とともに消滅していくことから、脳が発達することで反射が制御されると考えられてきたのです。

しかし、こうした赤ちゃんの動きをありのままに観察し続けることによって、一概にそうとばかりは言えないこともわかってきました。

●ジェネラル・ムーブメントは、脳の変化とつながっている

これまでの研究で、赤ちゃんの運動はおなかの中にいるときから、また生まれた後も引き続き、複雑なパターンをもっていることがわかってきています。ジェネラル・ムーブメントは、受精後、第八週頃からはじまり、生後五〜六か月頃まで続き、それぞれの動きが分化し、発達してくると消滅します。

ジェネラルムーブメント

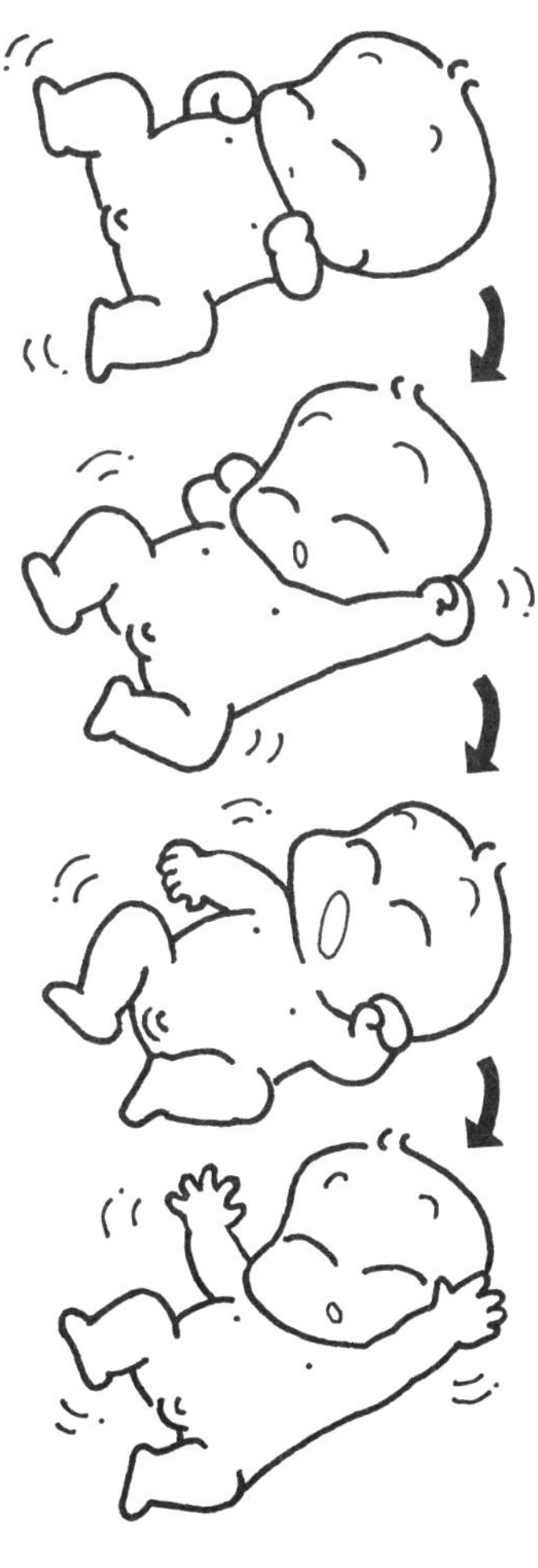

このジェネラル・ムーブメントは、まず、赤ちゃんが機嫌のよいときに仰向けに寝かせ、両手両足の四か所に光を反射するマーカーを貼り、ビデオカメラで撮影します。そして、そのマーカーの軌跡を「三次元行動解析装置」を使って分析するのです。

その結果、生後一か月の赤ちゃんの動きは、まったく規則性がないわけではなく、かといって完全に規則的でもない、カオス（混沌）といわれる状態を示していることがわかりました。二か月になると、動きの軌跡はずいぶん整ってきて、同じような動きを繰り返すようになります。ところが、三か月、四か月となると、動きの範囲は決まってくるものの、そこでの動きかたは複雑になってくるのです。

どんな動作でも、たくさんの筋肉がうまく連絡をとりあい作用しあってはじめて成り立っていますが、その連絡を担当しているのが脳神経系だからです。うまく連絡がとれていれば、手足は複雑ながら一定の法則に沿った動きを見せてくれるはずです。ジェネラル・ムーブメントも、赤ちゃんの脳の変化とつながっていて、その動きは脳や筋肉、骨などが複雑につながって発達している状態を表していると考えられます。ジェネラル・ムーブメントの複雑な動きは、脳神経系の発達を表すことになります。

また、脳神経系のどこかに異常がある場合に現れる、いくつかのパターンもわかってきています。例えば、脳性麻痺の赤ちゃんの動きは、比較的単純になったり、まったく法則性がなくなったりします。

仰向け寝の赤ちゃんが自然に見せてくれる動きを観察、研究することで、こうした脳の発達を知ることができるわけです。

仰向け寝はヒトの赤ちゃんだけが平気でできる

多くの赤ちゃんは、生まれてまずは仰向けに寝かされます。真っ直ぐに上を見たり、首を左右に動かしたりしながら、自分のまわりを確認しているかのようです。

この仰向け寝、実は、ヒトの赤ちゃんだけができる特別なことなのです。では、その意味はいったいどこにあるのでしょうか。

サルやチンパンジーの赤ちゃんは、生まれたその日からお母さんのおなかにしがみつく力を持っています。お母さんから離されると、じっとしていられなくて手足をバタバタさせてもがき、弱々しい悲しそうな泣き声を出します。ときには寝返りのようにひっくりかえってしまうほど手足をバタバタさせます。どうやらしがみついていないと、ひとときたりとも安心できないようです。

チンパンジーやゴリラでは、お母さんといっしょなら、ときに仰向けの姿勢でそのまま遊ぶこともありますが、やはり、お母さんからひとり離れて「仰向けに寝る」という姿勢には耐えることができません。そのような状態に置かれた場合、毛布のような、しがみつけるものを得ると、やっと少し落ち着きます。

このようにニホンザルやチンパンジーは、ある程度自分の力で移動することができるようになるまで数か月もの間、ずーっとしがみついて過ごします。

ヒトの赤ちゃんを見てみましょう。ヒトの赤ちゃんには、このしがみつく能力がありません。となると誰かおとなが抱っこするしかないでしょう。かといって、一日中抱っこしているわけにもいきません。そこで、自分の傍らに寝かせておくことになります。赤ちゃんもそれを特別不安に思っているようには見えません。

赤ちゃんがひとりで仰向けに寝るということは、お母さんは抱っこし続けなくてもいいということです。抱っこするためのエネルギーを、笑顔や声で赤ちゃんと交流することに費やせるわけです。離れていてもちゃんと思いが伝わるような、さまざまな方法が、手や目や耳を使い、多様に生み出されていくのです。

これまで、ヒトは立って歩くようになったから道具を使うようになったと言われてきました。道具を使う手のために、仰向け寝ができるようになったのでしょうか。でも、もしかしたら、生まれてすぐに仰向け寝ができるような能力を獲得したために、手が自由になり、ヒトは立って歩くようになったのかもしれません。

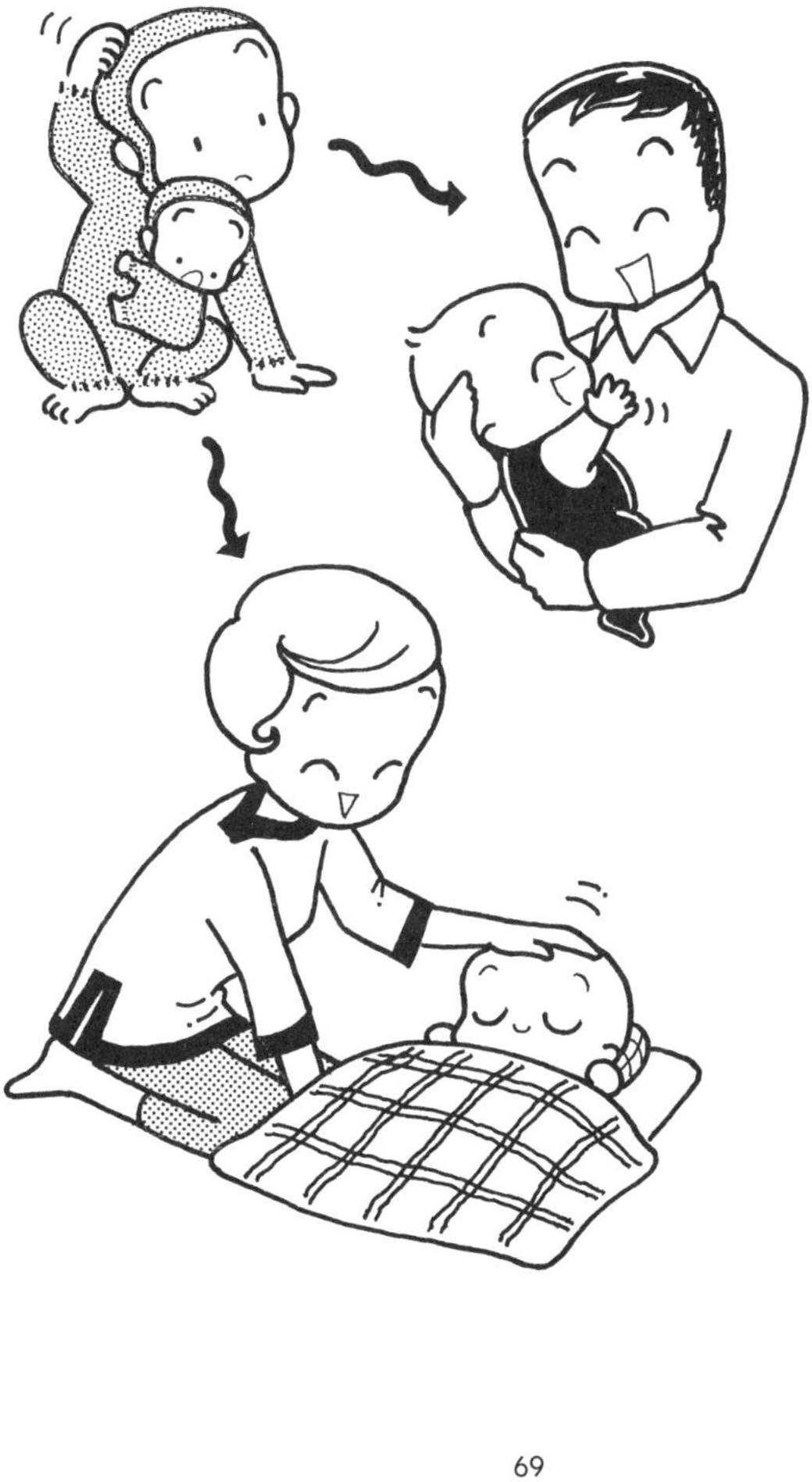

ヒトの手と足の神経経路はそれぞれ独立している

手が自由に動くということが、何を表しているのか、実験で見てみましょう。

赤ちゃんの身体を傾けたり、いろんな格好に抱きあげたりすると、その赤ちゃんは、不安定な姿勢から抜け出そうと、いろいろな動きをみせます。こんなふうに姿勢を急激に変化させて、その動きを分析することを、姿勢反応を見ると言います。

チンパンジーやオランウータンの赤ちゃんの手をひっぱると、足もいっしょにあがります。より正確にいうと、足の力の方が強くて、左足をあげると右手がついてくるという感じです。手と足の関わり合いが深くて、それもかなり強いことがわかります。ちょうど木登りをしているときの手と足の動きに似ています。手が足から独立していないのです。

ところがヒトの赤ちゃんは、手を動かしたからといって、必ずしも足が動くわけではありません。手は手として独立した動きをみせます。独立した手は、足とは比べものにならないほど自由に動きます。

このことを、動物実験で証明したのが、脊髄の運動パターンを研究している筑波大学医学部生理学教授の工藤典雄先生です。実験によると、ネコは前足と後足の間で神経を切ると手が動かなくなるそうです。手が動かなくなるということは、ネコの手（前足）と足（後足）の神経が、つながっているということになります。つまり、運動を支配している経路が、足から手へと通っていることを証明しています。

ところが、リスやネズミのように後ろ足で立って手を動かすことができる動物は、同じように手と足の間の神経を切っても、手が動きます。つまり、手と足が独立をしている、だから、手を器用に使うこともできるというわけです。

手と手を絡み合わせたり、足を口にもっていったり……。手と足の神経経路がそれぞれ独立しているヒトの赤ちゃんの手は、仰向け寝ができるだけに実に自由に動きます。それがまた、やがて立って歩くようになることとも深くつながっていきます。

●赤ちゃんはどうしてお母さんがわかるのか

動物学者のローレンツが発表した鳥のヒナの話をご存知でしょうか。ガンやカモのヒナは、卵からかえって最初に出会った対象を母親だと思って追いかけるという、例の有名な話です。アメリカ映画『グース』は、この習性を使ってガンの群れを野生に戻すことに成功する物語です。『WATARIDORI』という映画も、同じようにこの習性を使って制作されました。

こうした習性を「インプリンティング＝刷り込み」といいます。

動物にとって、このインプリンティングは必要不可欠な能力のひとつです。というのは、いくら自立が早いといっても、誕生してすぐに母親を認知できないことには生命が維持できないからです。エサをくれる、外敵から守ってくれる存在を認識することは、生死をわける問題でしょう。

では、人間にとってはどうでしょうか。

インプリンティングは人間にもあてはまると主張する研究者もいました。彼は、生まれたばかりの赤ちゃんが、お母さんの心臓の音を聞くと静かになるという点に注目し、おなかの中でずっと聞いていたので、聴覚的な刷り込みができているのだと言っています。

ＮＩＣＵ（新生児集中治療室）で、こんな体験がありました。

ＮＩＣＵの保育器の中では、早期出生児たちが懸命に生きています。四六時中、保育器の中にいなければならないわけですから、お母さんがつきそうわけにはいきません。

ある日、いつものようにお母さんが面会に来たときのことです。お母さんが顔を近づけると、赤ちゃんは突然泣き出してしまいました。わが子に泣かれるなんて、思ってもみないことで、お母さんはとまどっています。

どうして泣くのかなと思って、気づいたことはマスクでした。そういえば、NICUの看護婦さんはいつもマスクをしています。マスクの人はいつもミルクを飲ませてくれる人。赤ちゃんは、そのマスクこそ、自分の命綱だということを知っていたのかもしれません。そこでお母さんにマスクを着けてもらうと、赤ちゃんはぴたりと泣き止んだのです。

でも、実際のところ、この赤ちゃんは退院と同時に、マスクをしていないお母さんにすぐになつきました。鳥とはちがって、多様な認識の回路をもっている人間は、新生児期に母親と離れていたとしても、すぐに母親を認知できるようになるのです。

●赤ちゃんは、生まれたばかりでもうまねっこができる

生まれたばかりの赤ちゃんが、人の表情を模倣することをはじめて報告したのは、アメリカの発達心理学者メルツォフでした。彼は、赤ちゃんに向かって舌を出したり、唇をとがらせたり、口を開けたりしてみました。すると、生まれたばかりなのにそれらし

い表情を見せることに気づいたのです。

今では、この模倣は、生まれる前からあることもわかっています。保育器の中で胎児の時代を過ごしている早期出生児が、そのことを明らかにしてくれたのです。

保育器の中の赤ちゃんに、紙に描いた顔を見せます。顔は目、鼻、口が整ったふつうの顔と、福笑いのように、目や鼻があちこちしている顔の二種類用意します。どちらも顔の口の部分を切り抜いて、そこから舌の形をした紙を出し入れして見せます。しばらくすると、赤ちゃんはベロベロ舌を出すようになったのです。おもしろいことに、絵に描いた顔の目や口の位置がばらばらでも、動いている舌に反応して真似します。

ところが、生後二～三か月の赤ちゃんに、保育器の中の赤ちゃんに見せたのとまったく同じ実験をしてみると、おどろいたことに、赤ちゃんは、きちんと整った人間の顔でないと真似をしないのです。福笑いのように目や口の位置がばらばらになった顔では反応しません。

このことから、この月齢の赤ちゃんには顔と舌の関係がわかっていて、人間の顔を意識した上で模倣をしていることがわかります。同じように見えるまねっこですが、胎児とは明らかに質が違っています。

胎児の時代から準備されている模倣ですが、誕生した後には、見る、聞くといったいろいろな力の助けを借りながら、必要なものだけを判断して真似をし、自分の技として取り入れるように成熟していくことがわかります。

模倣は学習のはじまりです。けれどもよく見てみると、その主導権は赤ちゃんの側にあることに気づきます。いくら真似をさせようと、おとなが舌をベロベロと出して見せても、赤ちゃんの意思なしに反応は返ってきません。赤ちゃんが興味をもってはじめて成り立つのです。

赤ちゃんは眠って環境に適応する

生まれたばかりの赤ちゃんは、二四時間のうち、二〇～二二時間も眠っています。ほとんど眠っていると言ってもいいでしょう。

この「眠ること」は、「赤ちゃんが置かれた環境に適応するための優れた能力」ととらえられはじめました。

ちょっと意外ですが、生まれたばかりの赤ちゃんは、部屋を暗くすると目を開け、明るくすると目を閉じることが多いといわれています。まわりが騒がしいと目を閉じ、静かだと目を開けるともいわれます。「ええーっ、反対じゃないの」とふしぎに思うかもしれません。でも、赤ちゃんは、これまで暗いおなかの中にいたのです。まずはいままでと同じような状態を選択するととらえてもいいでしょう。

発達神経学者プレヒテルは、こうした現象から、新生児は環境に対して自分から働きかける能力を持っていると考えました。つまり、目ざめているということは、まわりからの刺激を積極的に受け入れようとしていることであり、眠るのはそれを拒否していると見るのです。生まれてすぐの赤ちゃんにも環境を受け入れたり拒否したりする能力が備わっているというわけです。

これを裏面から証明することになったのが、NICU（新生児集中治療室）での事例です。

最近の早期出生児のための医療の進歩はめざましく、五〇〇グラム以下の超低体重出生児でも助かるようになってきました。生命の危険をどう避けるかという課題はずいぶん解決されるようになってきたといってもいいでしょう。今後の課題は、どのようにして後遺症を少なくするかということに移ってきています。そのため、NICUの内容を見直す研究が進められています。

そうしたなか、ＮＩＣＵでは、一日中あかあかと照明がともっていたり、保育器の中は機械音でかなり騒がしいと思われ、赤ちゃんのために照明を暗くしたり、夜だけ照明を消すといった試みや、保育器の騒音を減らそうとする工夫がこらされてきました。しかし、赤ちゃんはこうした試みに見合うだけの反応を示さなかったのです。

その理由は、生まれてすぐの赤ちゃんには、置かれた環境に適応する優れた能力があるからだということになりそうです。強い光の刺激を受けたくないときは目を閉じ、聞きたくない音はすべて雑音としてかたづけ、うるさい場所で平気ですやすや眠れる力をもっているのです。

●睡眠と覚醒のリズムは成長とともに変化する

さて、眠っているとき、体の中ではどのような変化が起きているのでしょうか。

まず、新陳代謝が低下しています。呼吸や心拍の数は少なくなり、血圧や熱生産も低くなります。このため、睡眠とともに体温は下がり、午前一～四時には最低温度となり、その後徐々に上昇して目覚めるのです。

こうした睡眠と覚醒のリズム＝サーカディアンリズムは、成長とともに変化します。

生まれたばかりの赤ちゃんは、あまり環境の変化には左右されずに、睡眠と覚醒を一定の短い周期で繰り返します。この周期は少しずつ長くなっていき、生後一か月頃には昼夜の区別ができはじめ、四か月頃には、夜の長い睡眠と短い何回かの昼寝といった一定のリズムになってくると言われています。幼児期になると昼寝が一〜二回になり、少年期にはおとなとまったく同じになります。

睡眠の時間も同じように変化していきます。

新生児の多くは二〇〜二二時間ですが、生後三〜四か月になると一一〜一四時間に減ってきます。さらに、六〜一三歳頃には八・五〜一一・五時間になります。ただし六歳以上になって睡眠時間が減っているのは、昼寝が少なくなるためで、夜の睡眠時間はあまり変化しないようです。昼寝の回数は一歳代のはじめの頃は、午前、午後の二回ですが、二歳頃になると一日一回になってきます。

●脳の発達とともに睡眠のリズムができる

よく知られていることですが、睡眠はその深さによってノンレム睡眠＝正睡眠とレム睡眠＝逆説睡眠とに分けられます。ノンレム睡眠というのはぐっすりと眠っている状態で、あまり夢を見ることはありません。レム睡眠は浅い眠りで、よく夢を見る状態です。眠りはじめると、まもなくノンレム睡眠に入り、およそ一時間後には浅い睡眠＝レム睡眠に移るといった具合に、レム睡眠とノンレム睡眠は一定の周期性をもって規則的に繰り返されます。

レム睡眠は、大きくなるにつれて時間が短くなってきます。生まれたばかりの頃は、睡眠時間のおよそ五〇％がレム睡眠ですが、三か月になると四〇％、八か月では二五％と減っていきます。おとなの場合は、一五～二〇％がレム睡眠と言われています。幼児がよく目を覚ますのは、レム睡眠が多いからだとも言われています。

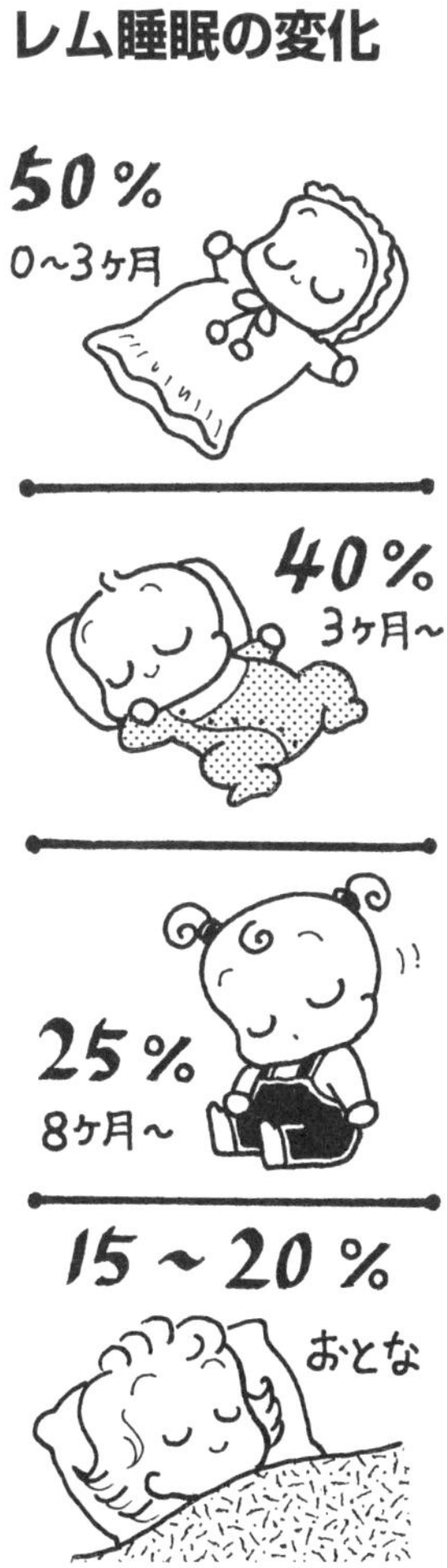
レム睡眠の変化
50％
0～3ヶ月
40％
3ヶ月～
25％
8ヶ月～
15～20％
おとな

一方、眠りはじめてからノンレム睡眠に移行するまでの時間は、こどもの場合、おとなよりも長くかかります。

こうした睡眠の発達は、脳の神経系の発達と密接に関係しています。つまり、脳の発達とともに睡眠のリズムも出来上がってくるというわけです。

●赤ちゃんは眠っているときに成長する

こどもの体の発育の大部分は、睡眠中に進むと言われています。とくに成長ホルモンはノンレム睡眠の間に多く分泌されるのです。「寝る子は育つ」といわれるのはここからきているのでしょうか。

最近では、新生児が睡眠中に外からの聴覚刺激を受けて、学習をしているのではないかということが注目されはじめています。

大きな話題になっているのが、フィンランド、ウプセラ大学のマリ・シュール博士の報告です。生後まもなくの新生児が眠っているときに、「Y」と「I」という音を聞かせると、目覚めた後、「Y」と「I」の聞き分けができたというのです。つまり睡眠中に学習しているということです。どこかの早期教育論者が聞けば喜びそうな結果ですね。

けれども、こうした能力は赤ちゃんのふしぎのひとつにすぎません。赤ちゃんが睡眠中に受けた刺激によって、すべてを学習するなどということは考えられません。

こんなふうに、赤ちゃんの眠りが出現するメカニズムやその時期についての研究、成人の睡眠や夢についての研究も積極的に進められていますが、それでもなお「いったいなぜ眠るのか」という疑問が残されています。

これはとてもむずかしい問題です。今のところ、大脳を休ませる、記憶を定着させる、レム睡眠中に行動の模擬演習をしているなどいくつかの役割が想定されているようですが、はっきりとした答えはまだ出ていません。

ただ、眠りがとてもたいせつな機能だということははっきりしています。赤ちゃんはもちろん、誰でも人生のおよそ三分の一は、眠って過ごすのですから。いや、五分の三は眠っているという人もいますが、ま、それは個性ということで。

●こどもの脳は、睡眠を必要としている

脳の発達途上にあるこどもには、睡眠がたっぷり必要です。ところが、最近のデータでは、こどもの睡眠時間は年々減少しています。眠りにつく時間が少しずつ遅くなって

いるからです。

東京女子医大の発達行動学講座では、四か月の赤ちゃんが眠りはじめる時間を調査してみました。すると、一〇時以降と答えた人が、なんと五〇%近くになったのです。そして、八時よりも早く寝はじめると答えた人に比べると、一〇時以降に寝はじめるという赤ちゃんのお母さんからは、寝つきが悪い、寝起きが悪い、便秘がちといった訴えが多く出されました。

寝不足になると、脳は疲れた状態にあるので、どうしても注意力が散漫になります。すると、落ち着きがない子になる、事故にあいやすいともいわれています。また、起きているときのリズムがうまく刻めないということの結果から、うまく眠りにつけないというふうに、悪循環を引き起こすことになるのでしょう。

では、どうしたら赤ちゃんをうまく眠りに誘うことができるのでしょうか。

全米小児科学会では、ゼロ歳児にはおふろでやさしくマッサージして眠気を誘う、水の流れる音、メトロノームなどの単調な音や、静かな音楽を聴かせるといった働きかけをすすめています。幼児には、就寝前の習慣を決めておくことをアドバイスしています。

しかし、いちばん効果的なのは、なんといっても、昼間、体と頭をいっぱい使って思いきり遊べるようにしてあげることだと思います。近頃は、あちこちの保育園や児童館で、地域のこどもも気軽に参加できるプログラムが増えてきました。こうした機会もじょうずに取り入れていけば、不十分な住宅事情や地域環境を補って、こどもの遊ぶ場所を増やすことができるでしょう。

そして、できるだけ暮らしのリズムを一定にしていきましょう。あまり神経質にならずに、夕食は何時、おふろは何時というふうなおおまかな目安をもっていれば、案外リズミカルに暮らせます。

そしてもうひとつ、眠る時間の前にテレビやビデオといった刺激的なメディアにふれるのはできるだけ避けた方がいいでしょう。こどもが喜んでいるように見えても、それは過剰な刺激で興奮していると理解する方が正しいと思います。テレビやビデオの光や音は、年齢の低いこどもの脳にとって刺激が強すぎるのです。

子守り歌、おやすみ前のお話……おさなごのまわりで昔から営まれてきた習慣には、やはりそれなりの深い意味があると思います。お母さんやお父さんの声でお話をしたり、静かに歌をうたったりといった、穏やかな時間を習慣にしたいものです。

赤ちゃんには、おとなにはない能力「共感覚」がある

赤ちゃんにはあって、おとなにはない能力もあります。聞き慣れないことばですが、「共感覚」というものです。それは、ひとつの刺激を、本来受け取るべき感覚能力以外のところでも認知できる能力のことです。これは、生まれながらにプログラムされている能力であることもわかってきました。

生まれたばかりの赤ちゃんに目隠しをして、乳首の模型を吸ってもらいます。赤ちゃんが十分に吸ったら、その乳首をはずし、形の違った乳首をいくつか用意してその中にまぎれ込ませます。そうして赤ちゃんの目隠しをはずします。すると赤ちゃんは、ちゃんと自分が吸っていた乳首に目をやるのです。

この実験から、赤ちゃんは口や舌を通して入ってきた触覚の刺激を、見てもいないのに視覚的にも認識しているらしいということがわかります。

赤ちゃんの共感覚は、成長するにつれてだんだんと弱まっていきます。「シナプスの刈り込み」で、いちばんよく使う神経回路だけが残って、ほかの回路は消滅していくからです。触覚による刺激は、皮膚や筋肉の感覚を受け取る体性感覚野に、視覚による刺激は視覚野にという具合に整理されるのです。

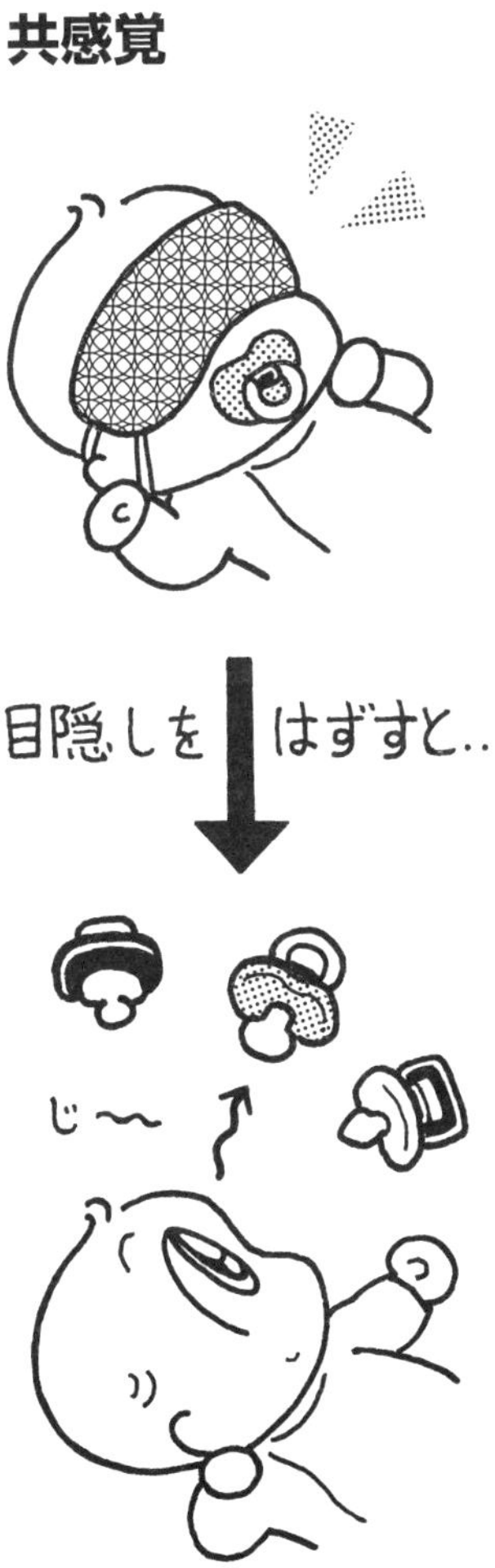

この共感覚、弱まってはいきますが、すっかりなくなってしまうわけではありません。たとえば、赤系統の色を見ると暖かく、青系統の色は涼しく感じるなどということがあります。赤い、青いというのは視覚の仕事ですが、暖かい、涼しいという温度覚は触覚の領域です。実際に触ってはいないのに、見ただけで暖かく感じる。つまり視覚と触覚を同時に働かせていることになります。

おとなにはない能力といいましたが、共感覚がおとなになってもしっかり残っていることを確認した研究もあります。

目の不自由な人が点字を読んでいるとき、視覚野が活発になっていることがわかったのです。点字を読むのは手です。その情報を受け取るのは触覚のはずなのに、活発に動いていたのは、目からの情報を処理する視覚野だったのです。目の不自由な人は、目から視覚野への入力回路にダメージを受けています。でも、手から視覚野への回路は残っています。それで、点字を読むたびにその回路が強化されていくと考えられます。手から受け取った刺激を、本来なら目から届けられるはずの視覚野で認知したというわけです。共感覚を使って、「手で見ている」のです。

このことから、状況によってはおとなになっても共感覚が残ることがあり得ることがわかります。でも、赤い色を見るといつも情緒不安定に……なんてことが起きるとちょっぴり困りますね。

「慣れ現象」と「条件づけ」は、たいせつな学習能力

赤ちゃんは、見慣れないものを目ざとく見つけると、ふしぎそうに見つめます。けれど、しばらくすると関心を示さなくなります。同じ刺激を与え続けると、その刺激には反応しなくなるのです。

これは「慣れ現象」といって、たいせつな学習能力のひとつです。外からの刺激に対

して自分を守ろうとする一種の防衛反応かもしれません。

赤ちゃんに注射をすると、最初は泣くけれど、繰り返しているとあまり泣かなくなってきたり、ガラガラを見せると、はじめのうちはじーっと見つめているけれど、やがて慣れてくると目を離してしまう、といったものがその例です。

この「慣れ現象」は、まだことばでは反応を返してくれない新生児のさまざまな能力を検証するときに、とてもよく使われます。例えば、ひとつの絵を赤ちゃんに見せます。赤ちゃんがじーっと見ていることを確かめ、やがて赤ちゃんが慣れてきて目をそらしたら、すかさず別の新しい絵を見せます。そこで赤ちゃんが新しい絵を見つめはじめたら、その子は認知能力があるというわけです。なぜなら、赤ちゃんには先に見た絵とあとから出てきた絵の違いがわかったから、もう一度注視しはじめたと考えられるからです。

「条件づけ」もおもしろい能力です。有名なパブロフの犬の条件反射の実験を思い出しますが、同じ条件を繰り返し与えていると、やがてその条件を与えただけで、同じ反応を返すようになるということです。

赤ちゃんのバブキン反射でその例を見てみましょう。

バブキン反射というのは、新生児の左右の手のひらを同時に押してやると、赤ちゃんが口を開くという運動です。これは、原始反射といわれる、もともと赤ちゃんにプログラムされている反射運動のひとつです。

赤ちゃんを寝かせて両腕をひっぱりあげます。それと同時に、赤ちゃんの両方の手のひらを押します。すると赤ちゃんは口を開きます。この一連の動作を何回も繰り返していると、そのうち、両腕をひっぱりあげるだけで赤ちゃんは口を開くようになります。両腕をひっぱりあげるという条件によって、原始反射を引き出すことができるようになるのです。

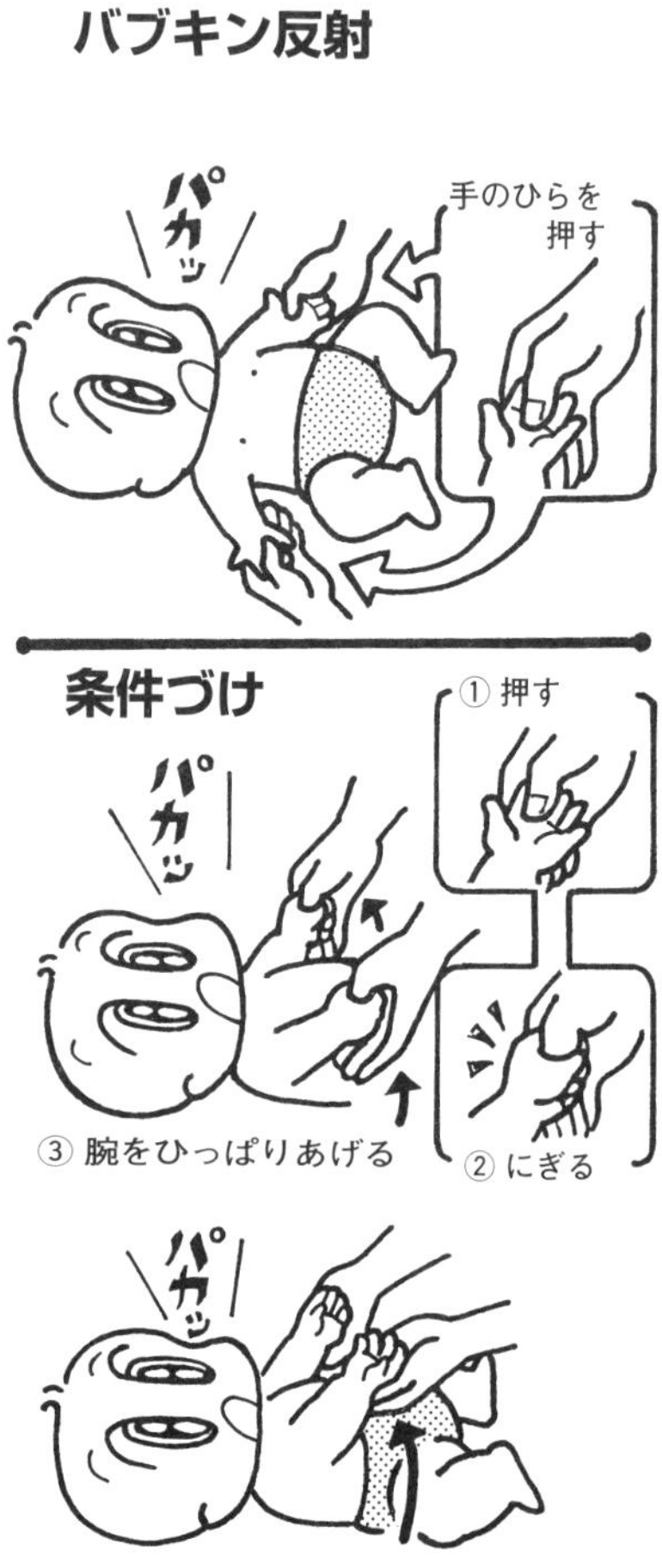

何度もくり返すと、腕をひっぱりあげるだけで口を開く

脳性麻痺のリハビリテーションの訓練法のひとつに、手や足を圧迫して反射的な運動を引き出す方法があります。それを繰り返すことで、こどもの麻痺した手足を動かそうというものです。これも一種の「条件づけ」といえるかもしれません。

「慣れ現象」と「条件づけ」は、赤ちゃん時代の特別な能力ではありません。良くも悪くも、人が生きていく上では、必要不可欠な能力だといえるでしょう。

ゼロ歳の赤ちゃんには算数がわかる

なんだかふしぎですが、どうやらゼロ歳の赤ちゃんには、数と簡単な計算がわかっていると考えられるのです。

東京大学大学院総合文化研究科の開一夫助教授のグループが、赤ちゃんが意外な結果の方をより長く見つめる傾向を利用して、ある実験をしました。

五～六か月の赤ちゃん五〇人に、テレビ画面で、人形が地面に一個ずつ落ちては、〝トン〟という音がするようすを四回見せます。

次に、実際の人形を持ってきて、赤ちゃんの前で落とします。〝トン〟という音は一回聞こえます。そこで、次に人形を落としたあたりを幕で隠して、〝トン〟という音だけを聞かせます。幕を上げると人形はふたつあります。

赤ちゃんの方から見るとこうです。目の前を人形がひとつ落ちて、〝トン〟という音がしました。次に、人形は見えないけれど確かに〝トン〟という音がもう一回しました。幕をあけてみると、人形がふたつありました。

同じように、人形をひとつ落として、幕で隠し、今度は音だけを二回聞かせてみます。音だけを聞いていると人形は三つあるはずです。でも人形はふたつしか置いておかないことにします。

幕を開けると赤ちゃんに見える人形はふたつです。

人形はふたつ、音は二回、これはしごくあたりまえの結果ですが、人形はふたつ、音は三回となると、つじつまがあいません。

この二つのケースに赤ちゃんはどんな反応を示したでしょうか。それぞれのケースの注視の時間を測った結果は、なんと、八五%以上の赤ちゃんたちが、人形はふたつ、音は三回の方を約三〜七秒長く見ていたというのです。

赤ちゃんにすれば、「1＋1＝2」は納得できるけれど、「1＋2＝2」は、何かおかしいと思うので、じーっと見つめている。つまり、「1＋2＝2」という計算は間違いだ、ということがわかっていることを示しているというわけです。

さらにもうひとつ、音は二回しかしないのに、落ちている人形が三個という場合。音と人形の数が合いません。これもやっぱり注視の時間が長かったそうです。

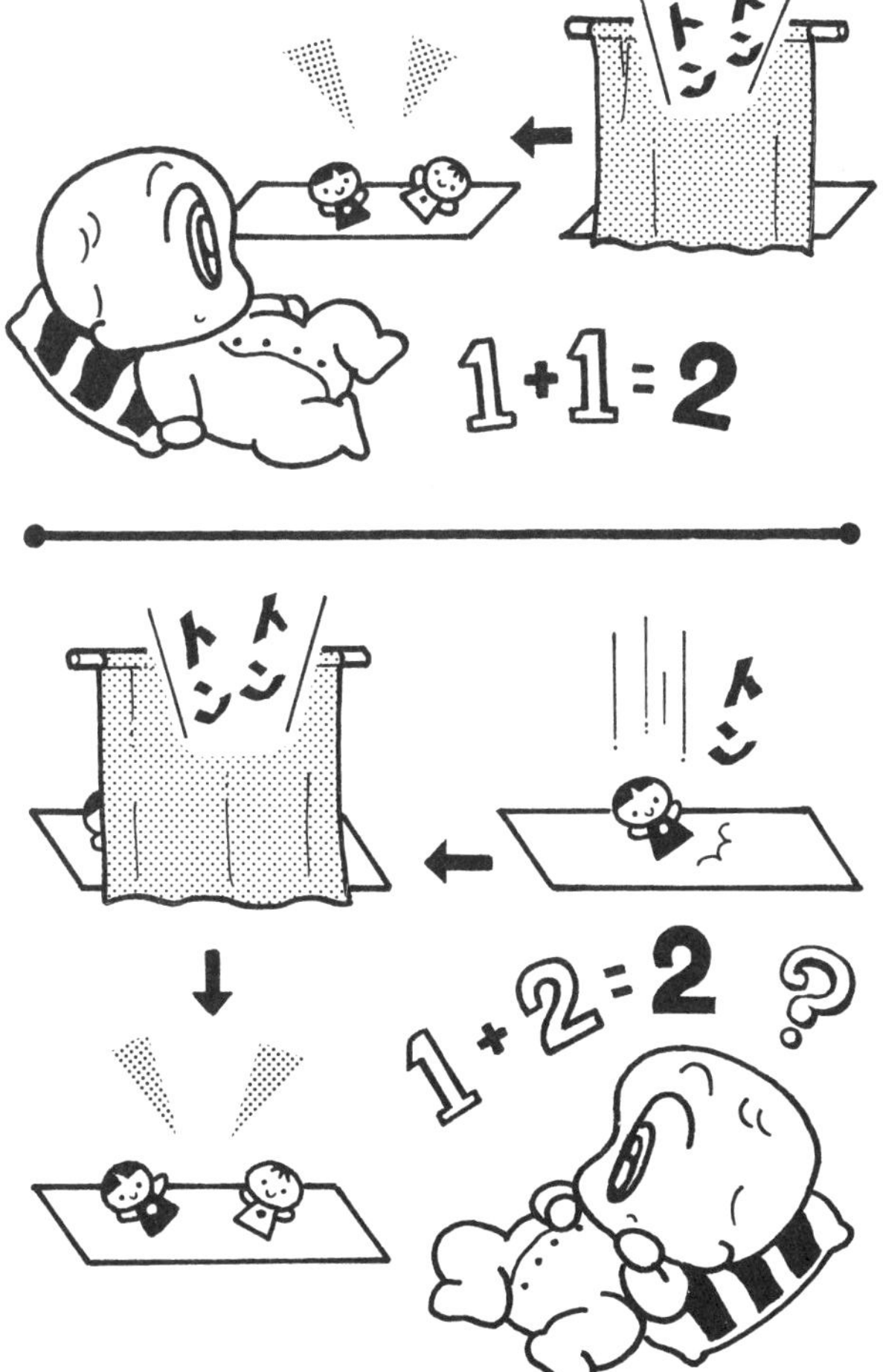

こうした実験から、ゼロ歳の赤ちゃんには、数と簡単な計算がわかっていると考えられるようになってきたのです。それも、生後五か月という短い間に外側から教え込まれたとは考えにくいなど、さまざまな条件を考慮に入れると、数や計算のモトになるものは、もともとこども自身が持っていると見た方がよさそうなのです。

となると、白紙状態のこどもに、おとなが数や計算をゼロから教えている、と思っているのは間違いだということになります。

赤ちゃんは物理もわかる

物理といってもいろいろありますが、ここでいう物理とは、誰もが持っている物理的な認識のことです。物理的な認識といわれるとますますむずかしそう?

それはこういうことです。目の前に見えているものが、何かにさえぎられて見えなくなったとき、それを消えてしまったと受けとめているのか、それとも隠れただけでモノはあると思っているのか……哲学する人の「我思う、ゆえに我有り」といった考察は別として(このことば自体も解釈によっていろいろですが)、ふつう、おとなは目には見えなくてもモノはあると認識します。

では、赤ちゃんはどうなんでしょう。いくつかの実験の結果、赤ちゃんは物理的な空間認識ができることがわかったのです。それも、生まれてから獲得したものではなく、もともと持っているもの、生得的な能力ではないかというのです。

最初に乳児の物理的な認識について研究報告をしたのは、スイスの発達心理学者、ピアジェでした。彼は、赤ちゃんの目の前におもちゃを置いて、それにカバーをかけたり、カバーを下に落としたりして、赤ちゃんがそれを取りにいこうとする行動を観察しました。その結果、赤ちゃんは目の前に見えていなくてもモノがあるのだということが、少しずつわかるようになり、一歳半頃になると完全に認識すると結論づけたのです。

けれども、この方法では、まずモノを取りに行くことができる月齢まで待たなくてはなりません。そもそも、認識するという能力と、モノを取りに行く、探すという能力とは、同時期に獲得されるものではないかもしれません。

そこで考えられたのが、赤ちゃんが物をじーっと見つめる「注視」と「慣れ現象」を使う方法でした。

アメリカのコーネル大学、スペルケ博士らの研究グループは、四か月の赤ちゃんがスクリーンの裏に隠された箱に対して、どんな反応をするかという実験をしました。

テーブルの上にあるスクリーンが後ろに回転していくようすを見せて、スクリーンがどういう動きをしたときに、赤ちゃんがより長く注視するかというものです。

スクリーンの後ろにおいた箱にひっかかって、スクリーンの動きが止まるという、いわば自然な動きと、後ろに箱があるはずなのにスクリーンが通り抜けるとしか思えないような動きを見せてみました。すると、赤ちゃんは、スクリーンが自然な動きをする場合には見つめる時間が短くて、どうみても物理的に不自然な動きになると、じっと長く見つめるという結果が出ました。

スクリーンが回転するという表面的なおもしろさではなくて、物理的に不可能なことが起こっているというできごとの方に惹かれているのです。つまり、スクリーンの後ろには前に見た箱があって、スクリーンがさえぎっているだけで、箱はその後ろにある・は・ず・なのにと思っていることがわかったのです。

もうひとつ、やはりスペルケらが行った、スクリーンの後ろにボールを落とす実験では、目に見えない動きを把握していることを確かなものにしました。

まずボールを上から下に落とします。次にスクリーンでボールの途中部分の動きが見えないようにします。そして、そのままボールがすとんと下に落ちるケースと、間に机を置いて、その机を突き破って下に落ちたようにしか思えないケースを作ります。すると、机を突き破ってボールが下まで落ちたとしか考えられないケースをじーっと見つめるのです。赤ちゃんにすれば、スクリーンにさえぎられていても、ふつうにボールが落

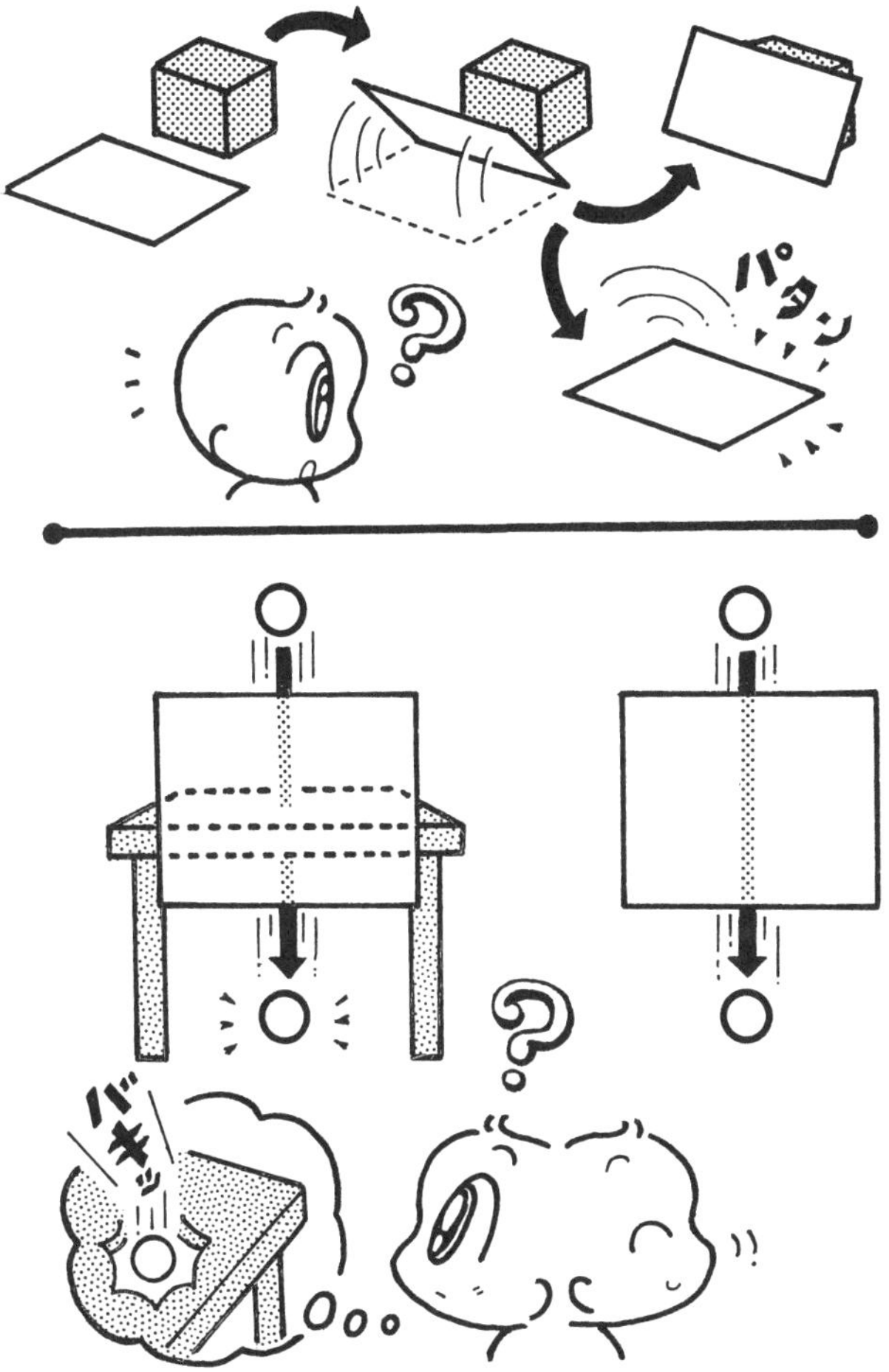

ちることはわかっているので、机を突き破って下に落ちるはずがないという、新奇なケースの方に目を奪われてしまうというわけです。つまり、たとえ目に見えていなくてもモノは連続して動くはずという、物理的な動きの特性を認識していることがはっきりしたということです。

こうしてスペルケらは、四か月の赤ちゃんが物理的な認識の基本的な部分をすでに理解していることを証明しました。

もちろん、すべての物理的な認識が理解されているということではありません。別の実験によると、重力や慣性についての理解はもっと遅いことがわかっています。

同じ物理の法則でも、目でとらえられる性質の法則は早くから認識できて、重力や慣性といった目に見えない法則の理解が遅いというのもおもしろいですね。

もともと持っている能力が学習の核になる

まだ手を使いこなすこともできなければ、モノの動きを完全に追いかけることもできない四か月の赤ちゃん。なのに、物理的な認識の基本を理解している。

では、それは、経験によって学習して得たものなのでしょうか、赤ちゃんがもともと持っているものなのでしょうか。どちらかはっきりとは断定はできませんが、この月齢で経験できることはそう多くはありませんし、目の動きもまだ十分ではないということなどを考えあわせると、やはり潜在的に持っている能力ととらえた方が自然なように思えます。

お茶の水大学生活科学部の無藤隆先生は、次のように推論しています。「生得的なある種の知識は、最小限の経験によって解発され、動き出すと考えることができる。その後の発達は、その核をめぐって、それをさまざまな経験に当てはめることによって広がっていくのである」。

生得的なある種の知識、つまりもともと持っているとしかいいようのない知識は、たった四か月という限られた時間の中でも、その経験によって、たやすく動き出すというのです。そしてそれは、「経験のあり方を規定するものがこの最初の核にある知識であり、それが経験を最も基本的なところで規定する枠組みとなる」ものだといいます。

もともともっている力が核になり、そこから、さらに経験や学習によってたくさんのものを、ときには苦労しながら獲得していく。その経験の仕方を決めるのも核となっている、もともともっている力であるということです。

それにしても、こうしたさまざまな実験で証明されてきている赤ちゃんの生得的な能力。それを知ることで、赤ちゃんの見方は変わるのではないでしょうか。何かをやらせようなどという発想より、「さあて、今日は何をやってくれるかな?」と赤ちゃんの動きを見ていたほうが、毎日、おもしろい発見があるかもしれません。

その時期に旬《しゅん》な刺激がある

脳は、環境と密接なやりとりをしながら発達していきます。とはいっても、わたしたちの能力の中のどれが生来のもので、どれが生まれてから獲得したものかを区別するのはとても難しいことです。わかっているのは、生物によってその比率が違うという事実だけです。

たとえば、昆虫は、孵化《ふか》するときにはすでにその脳は遺伝的に完成していて、学習することはできません。イルカやイヌになると、ある程度の学習ができますし、チンパンジーともなると、訓練すれば文字を識別することだってできるようになります。高度な生物ほど環境によって作られる能力の比率が大きいのです。

遺伝的に作られた、いわば固定されたプログラムだけで動く脳を持っている昆虫のような生物は、種によっては環境の変化に適応できずに、絶滅してしまう危険性があります。一方、ヒトのように変化する脳をもっている生物は、経験を通して脳が変化します。そして、得られた知識や能力を、教育によって次世代へと引き継いでいくこともできます。

ところがやっかいなことに、変化する脳は、変化することを前提にしているため、必要な経験が得られなければ、脳の機能が破壊されることにもなりかねません。それを証明したのが、アメリカ、ハーバード大学のウィゼル博士とヒューベル博士の実験です。

彼らは、生まれたばかりのネコのまぶたを閉じて縫い合わせ、数か月後、糸を抜いてまぶたを開けました。ところがネコはモノを見ることができませんでした。その数か月の間に必要な視覚刺激を受けなかったために、脳の視覚野という部分の機能が破壊されていたのです。その機能は二度と回復することはありませんでした。実験とはいえかわいそうですね。

あらかじめプログラムされていたはずの能力も、必要な時期に必要な刺激を受けなければ失われてしまう。この実験はまた、脳に特定の刺激が必要な特定の時期、「臨界期」を見つけた実験としても有名です。

こうした現象は、モノを見ることに限らないこともわかってきました。食べることやことばの習得にも同じようなことが起きるのです。一年以上の間、固形食を与えられなかったこどもには、食べものをかむというごく自然な運動さえむずかしいことだったそうです。

両目でモノを見るという機能にもこうした「臨界期」があります。先天性の斜視の治療からわかってきたことですが、生後三年の間に、両目をしっかり使って見るようにしないと、それ以降、両目で見ることができなくなるそうです。この臨界期は、獲得すべき能力ごとに時期も期間もまちまちなのです。

では、この臨界期をのがしてしまったら、取り返しのつかないことになってしまうのでしょうか？　そんな極端なものではありません。ですから最近では、この「臨界期」ということばは、「敏感期」ということばに置き換わってきています。ある期間がある能力を獲得するために適した期間ですよという幅のある意味合いを持たせてこのことばが使われるようになってきたのです。

敏感期は、それぞれの能力によって違っています。その例を少しあげておきましょう。

乳児に社会的な協調関係の基礎が形成されるための敏感期は、生後五〜六週から六〜

七か月までの期間ではないかと思われます。その根拠のひとつは、養子縁組についての統計です。生後六か月未満に行われた養子縁組は、それ以降に行われた縁組に比べて親子関係をつくりあげるうえで、問題が少ないのです。

また、絶対音感は、三～五歳までに訓練されないと身につかないといわれています。ただし、絶対音感についていえば、誰にとっても必要かどうかは疑問です。絶対音感を持っているために、たとえば、どうしても弦楽器の演奏会が楽しめない人もいますし、そのことでかえって日常が雑音に満ちて、苦痛に感じられる場合もあります。

実験という極端なケースは、それをきちんと確かめるための装置にすぎません。実験結果を即座に人間の赤ちゃんに当てはめて、毎日の生活を窮屈なものにしてしまうのは問題です。実際には、その時期には赤ちゃんの方からちゃんと必要な刺激を要求してきて、まわりのおとなは、それに応えて、自然に必要な働きかけをしているものなのです。

●いちばんたいせつなのは赤ちゃんをしっかりと見ること

赤ちゃんは一見無力な存在に見えますが、その内実は、おとなの働きかけかただけで粘土のように変わるほどヤワなものではありません。赤ちゃんの中には、赤ちゃん自身の主体的な能力がいっぱい秘められていることがおわかりいただけたと思います。

　しかし残念ながら、育児論といわれるものの中には、主体としてのこどもを見失っているものが少なくありません。こどもをひとつの方向に持っていくという発想で語られているものの方がまだまだ多いように思います。

　たとえば、ベビイ・サイン。まだことばを十分話せない赤ちゃんが、指を使ってお話をするというものです。確かに、教え込めば赤ちゃんはこのくらいのことはできます。なんといってもコミュニケーションの天才ですから。けれど、もし必死になって指文字を教えても、赤ちゃんがあまり興味を示さなかったときはどうなるでしょう。お母さんはこどもの発達が遅れているのかもしれないと不安になってしまうのがおちです。

　実際のところベビイ・サインは特別のものではありません。こどもはいつも、その子なりのサインを出しているのです。ただそれが、ベビイ・サインを提唱している人たちの考えている表現とはちがっているだけです。注意深く見ていれば、ベビイ・サインをわざわざ教えるまでもなく、その子が出している独自のサインに気付くはずです。それを読み取ることは、それほどむずかしいことではありません。

　シュタイナー、モンテッソーリ、ペスタロッチといった教育思想家の名前を冠した教育論から、アドラー心理学、親業プログラム、一日三〇分の語りかけ育児、子育ての技術、早期教育のすすめなどなど、育児方法の情報は氾濫しています。それらの多くは理論や方法論が先にあり、それにこどもをあてはめていくものであることを、あらかじめ知っておくべきでしょう。そうして、そっくりそのまま、そのとおりにしなければなどと考えず、何かのヒントにするというほどの態度で接すれば、参考になることもあると思います。

やはりいちばんたいせつなのは、近くにいる人が、赤ちゃんをしっかりと見ることです。赤ちゃんはコミュニケーションの達人です。いろいろな先入観をもつことなく、赤ちゃんを見つめる時間をつくってみてください。きっと、赤ちゃんの豊かな表現力を実感できることでしょう。それをそのままに、ちゃんと受け止めることからはじめましょう。

そして、赤ちゃんとのやりとりを、自分自身のやりかたで探り出していくことです。それこそが、赤ちゃんといっしょに過ごす時間が、「至福の時」となる秘訣だと思います。

第三章　赤ちゃんには
とても豊かなコミュニケーション能力がある

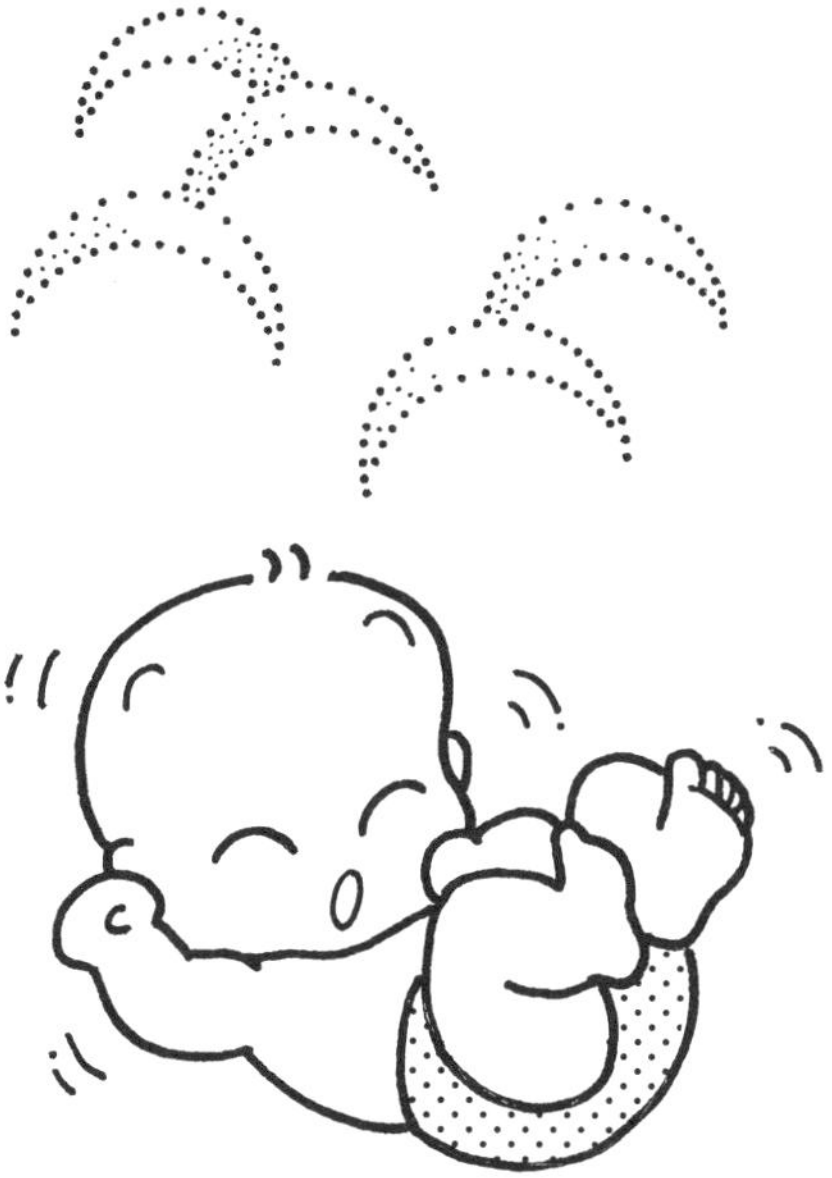

ぼくにはいいたいことがある
泣く、笑う、もごもご動く
じーっと見つめる、あくびする
手をのばす、足をつかむ、指をさす
それはぜーんぶぼくからの、
　　ぼくだけのサイン
だからぼくを見て、
　　よーく聞いて！

赤ちゃんが泣く理由《わけ》

赤ちゃんの第一声はうぶ声です。元気な泣き声を聞いて、誰もが赤ちゃん誕生のよろこびを実感します。それもつかのま、はじめて母親になったお母さんは、ときとして赤ちゃんの泣き声を苦痛に感じることもあるようです。泣いている原因がわからなくて、自分の方が泣きたくなってくる、といったところでしょうか。でも、不安に思うのはあたりまえ。ベテランのお母さんでも、どうして泣いているのかわからないなんてことはよくあるのです。

かといって「赤ちゃんは泣くのが仕事だよ」と言い切ってしらんぷりというのも困りもの。どんなに小さな月齢の赤ちゃんでも、まず「どうしたの?」とことばをかけて、赤ちゃんの顔を見て、声をよーく聞いてみましょう。こどものサインを受け取るはじめの一歩です。

極端に激しい泣き方をしているときは、何か異変が起こっているかもしれません。といっても、元気に激しく泣いているとすれば、たとえば、虫にさされたとか、おなかにガスがたまって痛いとか、それほど深刻ではないことが多いようです。ちょっと心配なのは、激しく泣いてやがて全身がぐったりという場合です。

体のどこかが悪いときは、目に元気がなくて、それほど激しくは泣かないものです。あえぐように息を吸い込んだり、よわよわしく長い泣き声をあげます。それを間隔をあけながら繰り返すようなら、風邪をひいているとか、熱があるとかを疑ってみましょう。

息継ぎしながらリズミカルに泣くのは、たいていおなかがすいていたり、お母さんの注意をひきたいときです。眠いとか、抱かれごこちが悪いとか、何か不満があるときには、どちらかといえば低い声ですすり泣くことが多いようです。

泣き声の周波数の変化をみてみると、違いがはっきりと数字になって出ています。あえぐように泣いているとき、周波数は四〇〇ヘルツ以上にもなります。具合の悪いときですね。おなかがすいたときの息継ぎしながら泣く泣きかたは、三〇〇ヘルツくらいです。何か不満があるときは二五〇ヘルツ以下になります。

とにかく、落ち着いてしっかりと赤ちゃんの姿を見つめること。そして、赤ちゃんが泣きはじめる前後のことを思い出してみるのです。お乳をあげてからどのくらい経っているか、今日はまだうんちをしていないなとか、虫は飛んでこなかったかとか。そのどれにも思い当たるものがなければ、おなかをさすってみたり、抱っこしてみたりしてようすを見てみましょう。焦ることはありません。

繰り返し赤ちゃんとお話ししているうちに、だんだん呼吸があってきます。そうなったらしめたもの。赤ちゃんの言いたいことがわかるようになってきます。赤ちゃんの泣き声は、おとなとコミュニケーションをとるための、いちばん最初の表現です。

泣く理由はミルクばかりじゃない

はじめてお母さんになった人の中には、赤ちゃんが泣くのは、おなかがすいているからだと思い込んでしまっている人も少なくありません。

その原因はいくつかあるでしょうけれど、生まれてすぐに、助産婦さんから「赤ちゃんが泣いたらすぐにミルクをあげなさい」とアドバイスされていることによる影響も大きいでしょう。新米のお母さんにすれば、助産婦さんは頼もしい相談相手です。言われたとおり、泣くたびにミルクを与える。一日に何回も、極端な例では一二〜一三回も与えていた人もいました。

赤ちゃんの脳には、生まれたときから「おなかがへったー」という信号を出すところ（飢餓中枢）があります。そもそもそれがないと、お乳を飲もうとしないわけですから、生きていけません。それに対して「もうおなかいっぱーい！」ということを感じるところ（満腹中枢）は、生まれてすぐにはまだできていません。

ですから、生まれて間もない赤ちゃんは、ミルクを口元に持っていけば、おなかがすいていなくても飲んでしまいます。ミルクを口に入れられたら、脳から反射的に「飲みなさい！」という命令が出されるので、赤ちゃんはそのまま飲んでしまうわけです。そうすると太る。ひたすら太り続けます。泣くたびにミルクを飲ませていたら、一か月で一〇キロくらいになってしまった、なんていうのは極端な例ですが、実際にアメリカであったことなのです。

赤ちゃんが太っているのはいいことだという錯覚もあります。まわりのみんなは「健康そうね」とか「元気そうね」という言いかたをするので、よけいそのことの意味に気づきません。おとなが太ると誰もほめてはくれませんけどね。

もうひとつ問題があります。泣くたびにミルクを与えてさえいればよいと思い込んでいると、赤ちゃんが泣くことのさまざまな意味に気づくことができません。お父さんやお母さんは、赤ちゃんのサインを読み取る練習ができないのです。いつまでたっても赤ちゃんとお話しすることがじょうずになりません。

赤ちゃんが泣く。ミルクを口に含ませる。口を塞がれた赤ちゃんは泣くことができないから、とりあえず泣きやむ。すると、おなかがすいていたんだとお母さんは思う。赤ちゃんが別の理由で泣いても、またミルクを飲ませる。仕方がないから赤ちゃんは飲む。赤ちゃんにしてみれば、気持ちが悪い、眠いなんていうことを伝えたいのだけど、伝わっていかない。そこでまた泣く。するとまた……といった調子で、かみ合わないまま、堂々巡りをしてしまうことになります。

赤ちゃんの体のためにも心のためにも、空腹が理由という思い込みは、とにかく捨ててしまいましょう。

「仰向け寝」と「抱っこ」はヒトだけの行動

おもしろいことがわかってきました。

人間のお母さんは、生まれてすぐの赤ちゃんを自分のとなりに寝かせたり、抱っこしたりすることに、特別な意味があるなどとは思ってもみません。ところが、チンパンジーを観察しているうちに、「抱っこ」は、ヒトだけの行動だということがわかってきました。

第二章68ページでも書いたように、ニホンザルと、チンパンジー、オランウータンの赤ちゃんは、お母さんにしがみつく習性を生まれつきもっているのです。お母さんが抱っこしなくても、赤ちゃんの方からしがみつくようにできています。お母さんは赤ちゃんの体の下に手をやって支える必要もありません。ニホンザルはまったく抱きません。赤ちゃんのしがみつく力も相当強いようです。母ザルは赤ちゃんザルを支えることもなく、かなりの速さで走りますが、それでもだいじょうぶなくらい、しっかりとしがみついているのです。

チンパンジーはもっとも人間に近い霊長類です。京都大学霊長類研究所で飼育されているチンパンジーのアイは、こどもを抱っこするときに片手を添えています。手で軽く支えながらの三足歩行です。座って抱っこするときは、手だけを使って抱っこするということはなく、ちょうど人間のお父さんが、赤ちゃんをあぐらをかいた足の間に入れるときと同じような形になります。抱っこしているときの手の形もヒトとは違い、手のひらでしっかりと抱くというのではなく、単に支えているだけと言っていいでしょう。支えている手は、手の甲の方を赤ちゃんに添えていたりします。

野生の生き物は外敵に襲われたとき、赤ちゃんを守りながら急いで逃げなければなりません。手のひらを赤ちゃんの方にではなく、地面に向けている方が、いち早く走る体勢に移ることができるのではないか。そう考えると、手のひらを地面に向けて置くわけがわかるような気がします。

ヒトの場合、赤ちゃんはまったくしがみつくことができません。かといって、お母さんは、四六時中抱いているわけにいきません。そんなことをしていたら手がふさがってしまって、赤ちゃんの世話さえ満足にできないでしょう。そこで、生まれたばかりの赤ちゃんを自分の傍らに置きます。赤ちゃんの方も、いつもお母さんに抱かれていなくても、触れていなくても、お母さんとの関係を保てる姿勢、仰向け寝ができます。

赤ちゃんとお母さんの体の密着の度合は、ニホンザル、チンパンジー、ヒトと、だんだん少なくなっていきます。密着度が低くなると、まるでそれを補うかのように手と腕で抱っこするようになっている、自然のしくみはほんとうにうまくできています。

抱けるときには、抱きたいだけ抱いてあげればいい

赤ちゃんの中にはずいぶんと泣き虫の赤ちゃんもいます。特に最初の赤ちゃんの場合は、お母さんの方が気になって、泣くたびに抱っこしてしまうことが多いようです。あんまりひんぱんに抱っこしていると「抱きぐせがつきますよ」と言う小児科医も少なく

ありません。赤ちゃんがひとりでいたい時間や、自分でゆっくりと遊ぶときがなくなってしまうと、赤ちゃんとしてはひとりではどうしていいかわからず、泣いてばかり。そこでお母さんはまたまた抱っこ！　といった繰り返しになると言うのです。

もちろん、こうした意見に反対する小児科医もいます。どんな原因でついたにしても、抱きぐせといった状態は一時的なもので、発達とともに消えていくものです。赤ちゃんが順調に発育してぐんと重たくなったら、そうそう抱いてばかりいられません。自分で動けるようになれば、抱っこもかなり減るでしょう。抱きぐせなど気にしないで、抱けるときには、抱きたいだけ抱いてあげればいいと思います。心配なのは、むしろ赤ちゃんをほとんど抱かないお母さんの方です。

ただ、中には抱いても抱いても泣きやまない赤ちゃんがいます。夜中も眠らないような状態が長く続く場合には、専門医に相談する必要があるかもしれません。

「抱っこ、抱っこ」のこどもでも、二〜三歳ともなると、こんな現象が現れることがあります。べたべたと親にひっついていたこどもが、突然怒りだして、親に「あっちいけ！」と怒鳴ったりする。また、親の手を振りきって走り出し友だちと遊んでいたこどもが、用事もないのに急に戻ってきて甘える。この矛盾に満ちた行動を反抗期と呼んでいます。つまりこういうことです。親から離れようとするとき、いつでも受けとめてもらえる親の存在や愛情を確かめておきたい。かといって、離れようとする行動を親から干渉されるのはいや。こういった心情が、唐突で説明のつかない行動として現れているのです。

こんなときは、大きく構えてこどもをしっかり抱きしめましょう。抱きしめられて安心を感じたこどもは、広い世間に飛び出していきます。こうしたことを何度も繰り返し、やがて身も心も親から離れていくというわけです。

育児の最大の課題は、親と子の別れ、親離れ、子離れだと思います。しっかりと抱きしめ、大きく見守る。親としては、離すために抱くのだということを忘れないことが必要だと思います。

●「抱っこ」は安心感を得る基盤になる

赤ちゃんにとって「安心感」というのはとてもたいせつな要素です。自分は「守られている」「ひとりぼっちじゃない」といった安心感があって、はじめて自分の持てる力を存分に発揮することができるのです。

赤ちゃんが、そうした安心感を得るためには、「抱っこ」は欠かせません。「抱っこ」をすることで、体と体が触れ合い、温もりと柔らかさの感触から、大きな安心感を感じるのです。

少しニュアンスは違いますが、タッチセラピーと呼ばれるいくつかの療法があります。これには、赤ちゃんのストレス・ホルモンを減らして、気分をよくするというプラス効果があることがわかっています。

精神的に不安定な母親から生まれた生後一か月から三か月の赤ちゃんにマッサージをした例では、赤ちゃんが活発に動く時間が長くなり、あまりぐずらなくなりました。また別の報告では、毎日マッサージを受けた未熟児は、受けていない未熟児に比べて、四七％も体重の増加が大きかったとも言われています。ＨＩＶ（エイズウィルス）に感染した新生児が、スキンシップでストレスが減って体重が増え、運動能力が向上したという報告もあります。

マッサージをすることで、赤ちゃんの不安のレベルを低下させる、つまり安心の度合を上げるわけです。不安感が少なくなると、ストレス・ホルモンも減り、気分がよくなります。すると、母親との情緒的な絆が深まる、体重が増える、運動能力が向上するといった効果が出てきました。こうした報告を受けて、わが国のＮＩＣＵ（新生児集中治療室）などでも、スキンシップ、タッチセラピーを取り入れるところが増えてきているようです。カンガルー・ケアという耳なれない方法もそのひとつです。

そもそもカンガルー・ケアは、コロンビアで保育器が足りないために始まったといわれています。生後数日経った未熟児を、おむつを着けただけで母親の裸の胸に立てて抱き、肌と肌を直接接触させて保育する方法です。ケアの結果、未熟児の体温の状態がよくなり、血液中の酸素濃度が上昇する、無呼吸発作が減少する、などの効果が確認されました。

これには、母親の側の育児への意欲を高める効果もあります。早産や病気などのリスクをかかえた赤ちゃんは、一定期間親から離れたところで保育されることになるので、親としては不安です。そこで、赤ちゃんと肌を合わせることで、親の不安は取り除かれ、育児に対する意欲が高まるというのです。このカンガルー・ケア、わが国では、一九九五～九六年に導入され、またたく間に全国に広がりました。

ただし、マッサージもカンガルー・ケアも、その効果の科学的な研究は今のところまだ十分とはいえません。具体的にどのようなケースに、どのくらいの期間適用するのがいいかなど、まだまだ課題は多いといえます。

「引き込み現象」はコミュニケーションを円滑にする

赤ちゃんを寝かせているつもりが、つい自分もウトウト。それは動物の行っている一種のコミュニケーションで、「引き込み現象（エントレイメント）」と呼ばれています。

岡山県立大学情報工学渡辺富夫教授が、添い寝をしているときのお母さんと赤ちゃんの心臓のドキドキという音（心音）の速さの変化を分析しました。

お母さんが赤ちゃんを寝かせつけはじめると、まずお母さんの心音の速度がゆっくりになってきます。すると赤ちゃんが引き込まれて、こちらも心音の速度がゆっくりになり、やがて眠りはじめます。それに同調して、お母さんの心音の速度は、さらにゆっくりになっていったのです。呼吸も同じように、まずお母さんに変化が現れ、赤ちゃんが引き込まれ、やがてふたりが同調する、という経過をたどります。

こうした「引き込み現象」の体験は、リズムがいつのまにか互いに同調している状態を通して、知らず知らずのうちにコミュニケーションが円滑にいくという効果をもたらします。

起きているときにも、こうした引き込み現象は起こります。生まれたばかりの赤ちゃんでも、よーく見ると医師やお母さんの語りかけに対して、手を動かしていることがわかります。会話に引き込まれて、体で反応しているのです。これも引き込み現象のひとつです。

おとな同士の場合も、この引き込み現象は見られます。ふたり並んで歩いているときに、お互いの歩調が合う。話し手の声にあわせて聞き手がうなずいたり、瞬きしたりするのも引き込み現象だと言われています。視聴覚情報からだけでなく、お母さんと赤ちゃんの例のように、呼吸や心拍など生理的なものもあります。

動物の引き込み現象で有名なのは、東南アジアに棲息するホタルの例です。一匹一匹は、もともと別々のリズムで点滅を繰り返しています。ところが、同じ木にとまって点滅するうちに同調がはじまり、やがて一斉に点滅するようになる。それはまるでクリスマス・ツリーのようだといいます。

こうした体全体を使ったコミュニケーションは、「身体コミュニケーション」と呼ばれています。一度自分の体を通して相手との関係を築くことからそう言われています。身体コミュニケーションは、赤ちゃんとお母さんの絆を形成し、赤ちゃんのことばや認知の発達に本質的に関わるとてもたいせつなものだと考えられています。

　ということはつまり、添い寝のはずが赤ちゃんといっしょに眠ってしまっても、おおいばりでいればいいということです。

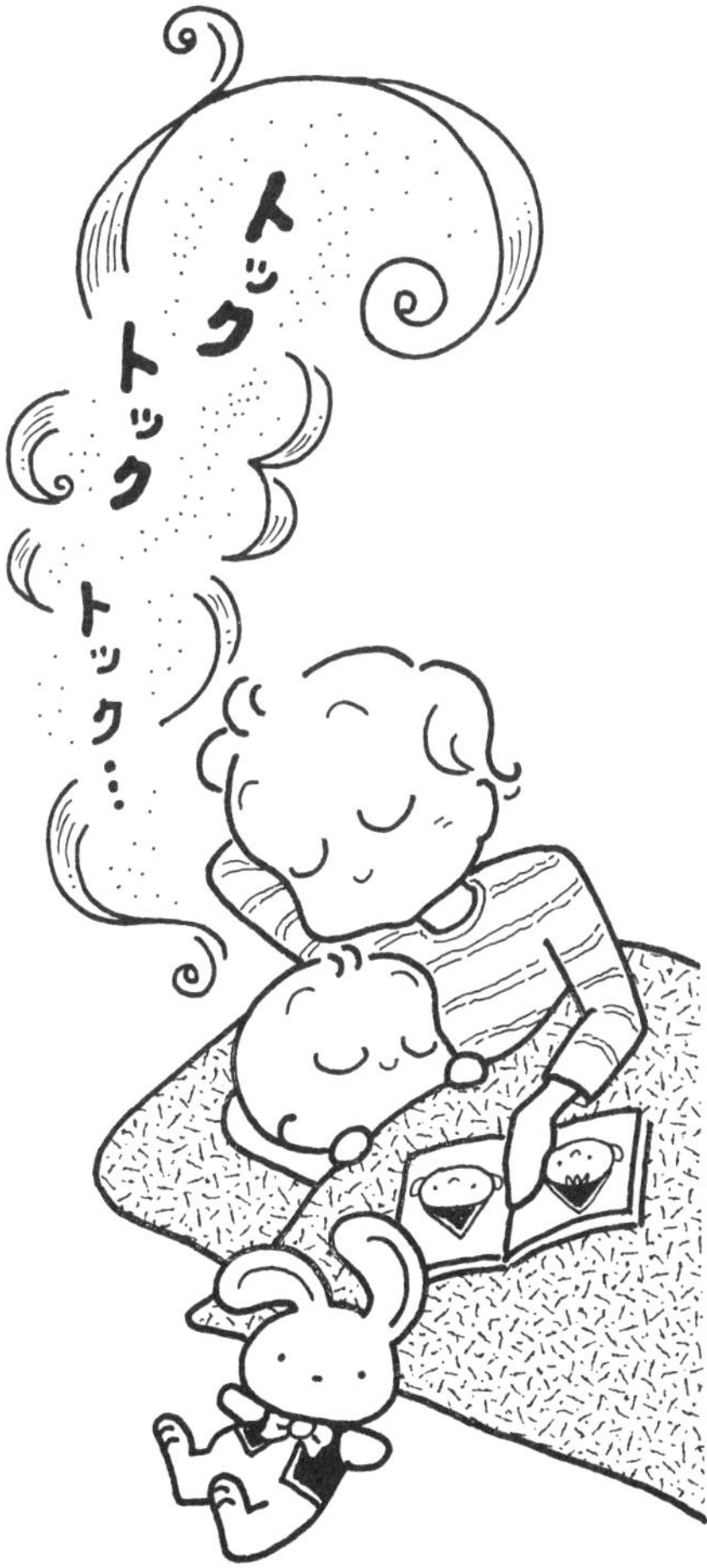

親と子の絆は、お互いのやりとりによって育まれる

赤ちゃんは、泣いたり、ほほえんだり、声をあげたり、さかんに手足を動かすしぐさをしたりします。これらは「シグナル行動」といって、お母さんを自分の側に引き寄せるための行動だと言われています。少し大きくなってくるとお母さんを探し求める、後を追う、しがみつく、しゃぶる、などの「接近行動」が現れます。これは、赤ちゃんの方からお母さんに接近し、その近い関係を保とうとする行動です。

お母さんは、赤ちゃんのシグナルや行動に応えたり働きかけたりして、自分の行動を調節したり修正したりして赤ちゃんの行動にかみあわせます。そして、赤ちゃんの行動が終わるとお母さんもやめます。

いちばんわかりやすい例は、赤ちゃんの泣きに対する、お母さんのなだめでしょう。赤ちゃんが泣きはじめると、お母さんは自然に「どうしたの？」などと言いながらなだめ、泣きやむとやめます。この、お互いに働き掛け合う「相互作用」が、親と子の間に絆を作り上げていく、と考えられています。

親子の絆の重要性を最初に指摘したのはフロイトでした。その後、一九五〇年、イギリスの精神科医ボウルビーがＷＨＯ（世界保健機構）の依頼を受けて孤児の精神状態に

ついての研究を行いました。そして、乳幼児期に母と子の絆が結ばれることの重要性を結論づけたのです。この研究はのちに「アタッチメント理論」と呼ばれることになります。この理論は小児科医を中心に日本でも受け入れられ、育児学の基本とされています。

小林登東京大学名誉教授はサーモグラフィーを用いた実験でこの理論を確かめました。生後二〜三か月の赤ちゃんの顔の皮膚の温度を測ります。赤ちゃんの皮膚の温度は、お母さんがいるときは高く、お母さんがいなくなると、明らかに下がっていました。赤ちゃんはお母さんがいることに積極的に反応しているのです。この事実から、生後二〜三か月の時期に、すでに親と子の間に絆ができあがっている証拠であると結論しました。

しかし、あまり母と子の絆だけを強調しすぎると、お母さんに対するいらないプレッシャーになってしまいます。最近では、この相互作用は母子に限ったことではなく、父と子の場合も同じだと考えられるようになってきました。母親は、妊娠中には胎動を感じ、分娩直後からこどもと密接にかかわるため、早い時期から相互作用が見られます。父親も妊娠中から胎児に語りかけたり、分娩に立ち会ったり、積極的に育児にかかわっていけば、同じような相互作用が生まれ、親子の絆は強く太く育まれるのではないでしょうか。父親や兄弟・祖父母との相互作用も含めて、赤ちゃんは、自分のまわりのすべての人たちと互いに影響しあいながら成長していくととらえた方が自然でしょう。その方が、生命の持っているダイナミックな戦略からみても理にかなっています。

「相互作用」の主導権は赤ちゃんにある

相互作用の主導権は、赤ちゃんの側にあることがわかっています。赤ちゃんは特別に教えたわけでもないのに、泣いたり、ほほえんだりして、まわりの人とのかかわりを作ろうとします。そんな姿をかわいいと感じたり、どうしたんだろうと思ったりして、ついつい赤ちゃんをかまってしまう。そうした自然な働きかけで十分「相互作用」は行われ、絆はつくられていきます。いったん絆ができあがると、それはそんなに簡単に切れるものではありません。

そもそも前出のボウルビーの研究は、両親となんらかの理由で強制的に離された孤児の精神状態を調査するというものでした。相当極端なケースだったのです。極端な事例だったからこそ、母子関係の重要性がはっきりと浮かび上がったのです。相互作用を生み出す能力を生まれつき赤ちゃんがもっている以上、よほどのことがない限り、絆が形成されないということはないでしょう。

また、働きに出ていたり、その他の理由で時間的に十分接することができないとしても、あまり心配することはありません。いっしょにいるときには、赤ちゃんからの働きかけに応えることはできるのですから。問題は、時間の長さではなくて、こどものシグ

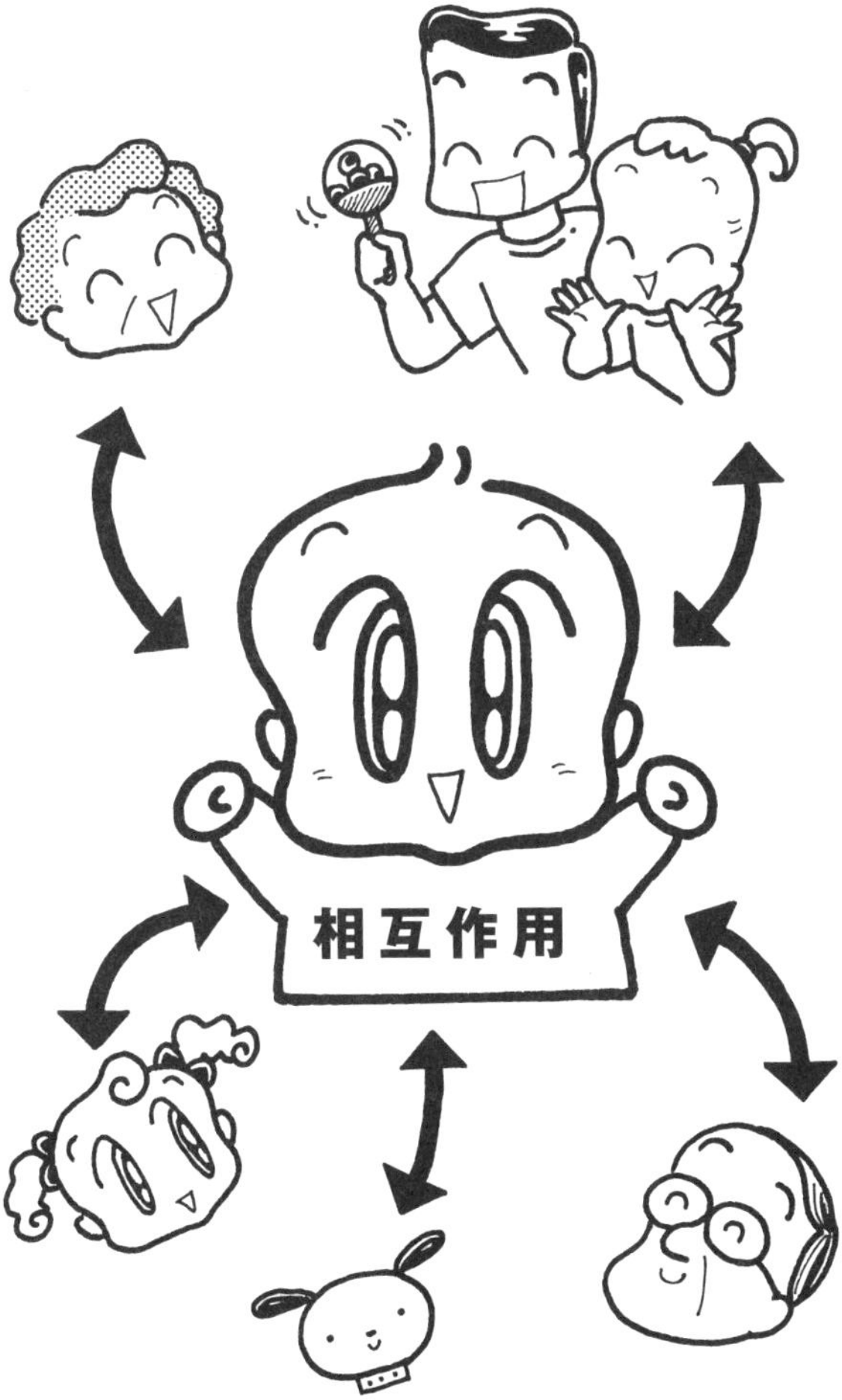

ナルにどう応えるかということです。

そういう意味では、赤ちゃんがことばを話すようになり、やがてなまいきな少年期になり、その表現の形は変わっていっても、相互作用のたいせつさはずっと続きます。

こどもに何か問題のように思える事態が起こったとき、愛情の多い少ないを問題にする育児の「専門家」が少なくありません。しかし、愛情が足りないと言われたら誰も反論できません。愛情は測ることができないのです。測ることができないものを原因にしても、解決にはならないでしょう。

こどもとの日々には、もちろん楽しいことがいっぱいあります。でも、めんどうなことも、怒ったり、悩んだりすることもあります。問題は、愛情が多いか少ないかではなくて、相互作用のありかたではないでしょうか。

赤ちゃんの愛らしいほほえみは、これからずっと共に生きていくおとなたちに、たいせつな相互作用のありかたの練習をさせてくれるものだといっていいでしょう。

●ことばを手にいれる道筋はおなかの中からはじまっている

おなかの中で、赤ちゃんはじーっと耳をすましています。その証拠として、泣いていている赤ちゃんに胎内の音を録音して聞かせると静かになったという例や、おなかの中で聞いていていたお話と、そうでないお話では、聞いていたお話の方を喜んだという報告があげられています。

これらの例からは、赤ちゃんはことばを意味のあるものとしてではなく、自分を包んでくれる安心なサインととらえていることがわかります。生まれたらすぐに自分を世話してくれる人と環境をしっかり認識しておかないと、たいへんなことになりますから。ことばを獲得する道筋は、まず、この音を聞くことからはじまっていると考えていいでしょう。

生後一か月頃の赤ちゃんの耳はとても敏感で、世界中の言語を聞き分けると言われています。日本生まれの日本人のこどもでも、RとLの聞き分けができる。生まれて数日の新生児が、言語音とそうでない音を区別できるというフランスの言語学者ジャック・メレールの研究報告もあります。

三か月頃になると、よく話しかけてくれる人のことばにはっきりと反応するようになります。この頃になると、日本生まれの日本人のこどもにはRとLの聞き分けはできなくなるようです。ちょっと残念でしょうか。

赤ちゃんにとっては、一般に高い音は聞きやすく、短いフレーズの繰り返しは理解しやすいようです。なるほど、ふりかえってみると、赤ちゃんに話しかけるときは、知らないうちにふだんよりずいぶん高い声になってしまっています。そして、同じことばを何度も繰り返しています。おとなは無意識に、そうした赤ちゃんの特性に対応していることがわかります。

でもまだこの頃の赤ちゃんには、切れ目のない音の連続にしか聞こえないといわれています。わたしたちが知らない外国語を聞いているような状態に似ていると考えたらいいでしょう。

それが音節のパターンとして聞こえるようになるのが、七か月の頃です。意味は理解できないまでも、人の話し声を音節の連なりとして聞くようになります。そして一歳ともなると、その連なりを意味と結びつけることができるようになります。それからさらに四か月後、赤ちゃんはおよそ一〇個ほどの単語を自分のものにして、それぞれの意味とその使いかたのルールに気づくようになるのです。ここからは猛烈なスピードで、ことばを自分のものにしていきます。

●「アー」「クー」――これがことばのはじまりになる

二か月頃になると、赤ちゃんは泣き声とは違った声を出すようになります。これが「クーイング」といわれる、ことばのはじまりです。

最初は「アー」とか「クー」とか、単純な音を出します。でも、まだ赤ちゃんは、それがことばのコミュニケーションのはじまりだということに気づいてはいないようです。けれども、まわりのおとなは、ついつい何やら答えてしまいます。「アー」「なんですか？」「クー」「くーくーさんですね」というふうに、赤ちゃんに会話の意思がなくても返事をしています。

京都大学霊長類研究所の正高信男助教授は、一〇組のお母さんと赤ちゃんに、こんな実験をしてもらったそうです。

最初は、お母さんに生後三か月の赤ちゃんを抱いてもらい、赤ちゃんが声を出したら、すぐにお母さんも赤ちゃんに声をかけてもらいます。「クー」「なあに？」「ウー」「はいはい」といった調子です。

次に、同じように赤ちゃんを抱いてもらい、今度はお母さんの方から赤ちゃんに、先の実験のときと同じ間隔で声をかけます。ただし、今度は赤ちゃんが何か声を出した場合には、決してそれに答えないようにしました。つまり、お母さんは赤ちゃんとは関係なく「なあに?」一〇秒、「クー」「沈黙」、「あれあれ」一二秒とやってもらったのです。

このふたつの実験をそれぞれ四回ずつ行い、それを録音して分析しました。

最初の実験、お母さんからの返事がある場合には、赤ちゃんの次の発声までの時間が四回とも長いのです。ところが、お母さんからの返事がない場合は、明らかに声を出す間隔が短くなっていました。

この結果から、お母さんからの声かけがある場合には、赤ちゃんはお母さんからの返事を期待しているのではないかと推測しています。だから、次の「クー」「ウー」といった発声までの時間が長くなっているのだろうと。

お母さんが赤ちゃんの発声に関わりをもたない場合は、赤ちゃんは返事が期待できないため、お母さんとは関係なく声を出しているのだと考えられます。

「アー」「なあに?」「ウー」「なんですかあ?」。まわりのおとなは知らず知らずのうちにクーイングに答えています。おとなはたいてい意識などしていないのですが、これは、赤ちゃんのコミュニケーション能力を引き出すためにたいせつな働きかけです。かわいい声につられて、おとなは答えさせられているとみた方がいいかもしれません。「一日三〇分の語りかけ」というプログラムを提唱している人もいますが、あまり硬く考えると、赤ちゃんと話すのが楽しくなくなります。もっと、自然に赤ちゃんとのやりとりを楽しんだほうがいいでしょう。

四か月ともなると、赤ちゃんはクーイングを使ってしっかりコミュニケーションがとれるようになっています。

●指さしがはじまるとおしゃべりをはじめる

赤ちゃんは生後二か月頃になると、指しゃぶりをするようになります。その後、手と手を合わせたり、足をさわったりしはじめます。まるで自分で自分を確かめているようです。生後五か月くらいになると、自分の足をつかんで口に入れます。よく見ると、お座りによく似た姿勢もしています。ひょっとするとお座りの練習なのかもしれません。

こんなふうに意識的に手を動かすようになると、次にはものをつかもうとします。五～六か月頃には目の前のものをつかむことができるのですが、よく見ると最初は小指側でつかんでいます。それからだんだんと親指の方でつかめるようになっていきます。親指とほかの指を向かいあわせにしてつかめるようになるのは、七～一一か月頃。これで

「ものをつかむ」行動は完成です。

この頃には「手さし」「指さし」が見られるようになります。

「手さし」は、生後八か月頃の赤ちゃんの特徴的な行動です。指ではなくて、手全体を使ってひとつの方向をさすのです。手の届かないところのものを「とって！」と言わんばかりに手を伸ばすのです。手さしは指さしの前の段階という考えかたもありますが、どちらかというと、ものを取ろうとする動作につながっていきます。

九か月くらいになると、急に指さしがはじまります。ひとさし指をピンと立てて指さしをはじめるのです。それまで漠然と手を出していたものが、より正確に、より具体的になります。その指の方向には自分の興味のあるものがあるのですが、手さしの場合のように、それをつかもうとするわけではありません。近づいたり、名前を教えてもらったりというおとなの行動を誘うサインになっているのが特徴です。

自分で指さしをはじめるのは九か月頃ですが、お母さんの指さしの意味は、そのずーっと前、六か月の頃にはもう理解しています。お母さんが指さすと、お母さんのひとさし指そのものではなくて、その指がさしている先にあるものを、じーっと見つめることができるのです。指の先に何もないと、お母さんの顔をいぶかしげに見るということさえあります。興味深いものがあったときには、それをちゃんと認識して、お母さんと共有し、分かち合う喜びを体験します。

指さしがはじまる頃の赤ちゃんはまた、ちょうど「バ」、「ダ」、「ガ」のような破裂音を出せるようになっています。指さしでおとなから複雑な音のことばを引き出しては、それをまね、ことばを獲得して、いよいよ本格的なコミュニケーションに乗り出しはじめます。

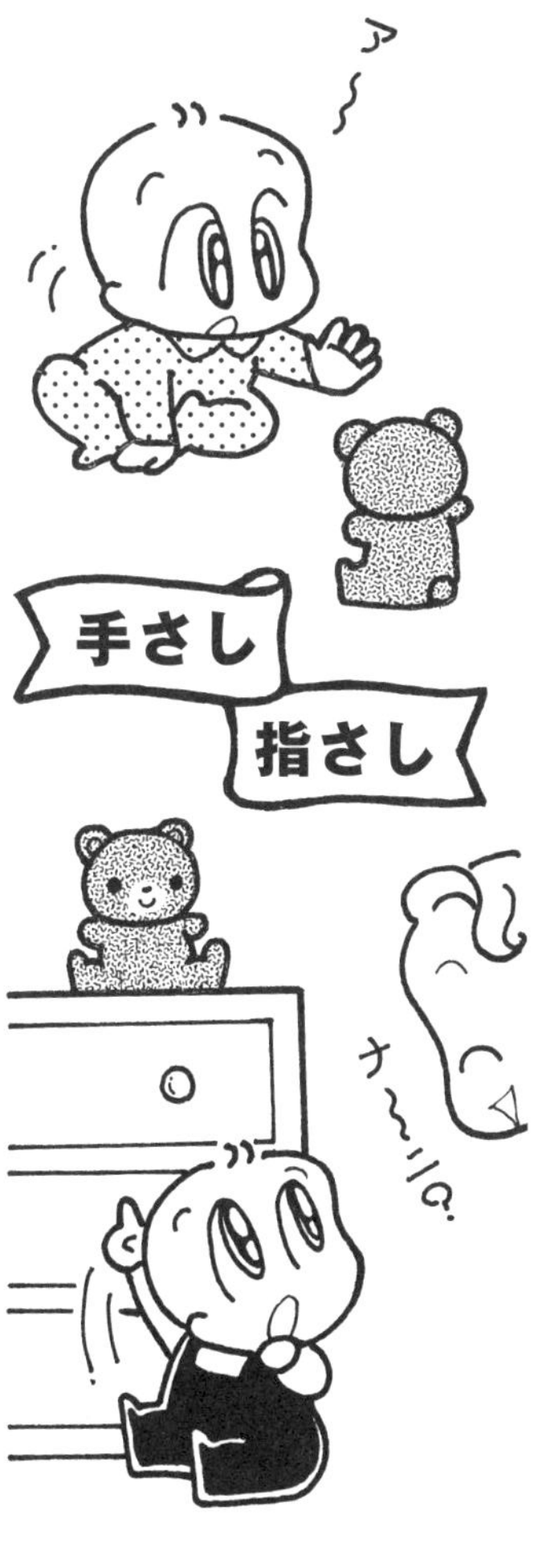

赤ちゃんの要求に応えることでことばは出てくる

赤ちゃんが、手さしや指さしでさまざまな要求を表現するようになると、まわりのおとなたちはそれに応えようとして、指さしたものの名前を言ったり、声をかけたりします。イヌを指さす赤ちゃんに「ワンワンよ」と返したり、抱っこしてくれと言わんばかりの手さしに、「抱っこ?」と声をかけたりします。手さしや指さしで、おとなたちからモノや状態を意味することばの発音を引き出し、自分の発音能力を使って真似をするようです。

そしてそれが、おとなにも意味のあることばとして理解できるようになると、コミュニケーションはいっそう緊密になってゆきます。

余談になりますが、お母さんということばは、いくつかの言語で「ママ」と発声されます。ニュアンスの違いはありますが、英語では「ママ」、中国語では「マア」。また、日本語では食べものをさすことばとして「マンマ」があります。食べものをくれることから転じて、お母さんを意識した「ママ」に変わったのか、いちばん発声しやすい「マ」を、いちばん必要なヒトやモノにあてたのか。そこのところはよくわかりませんが、おもしろい現象です。

こうして誕生から一〇～一一か月頃になると、多くの赤ちゃんは最初の有意語（意味のあることば）をしゃべるようになります。

そして、それに引き続く四か月の間に、一〇個くらいの単語を獲得します。そしてこの間にことばの持つ意味と使いかたのルールに気づき、その後ことばは爆発的に増えるようです。

二歳頃には一〇〇から二〇〇の単語を覚え、二つの単語を組み合わせて使うようになります。二歳半から三歳になると、「歩く」と「歩いた」や「わたし」と「わたしたち」といった、時間や数の規則を身につけるといわれています。さらに、ことばの並べかたの違いで、意味が違ってくることも理解できるようになります。六歳の頃には、単語の数は一万三〇〇〇語にもなるといわれています。

単語をおぼえ、使いかたを身につけ、時間や数の概念とことばの関係を理解する。こうした能力を獲得していくための基本的な道筋は、教え込まれるのではなく、生まれながらに備えているのです。しかし、まったく手助けがいらないわけではありません。音のない世界で育ったこどもが、文法を理解できなかったりすることもあります。

けれども、親がしゃべらないためにこどもがことばを話さないというのは、明らかに間違いです。こどもにまったく話しかけない親なんていないでしょうし、なんらかの理由でしゃべれない親でも、その他の手段でコミュニケーションをとっているはずです。それに、こどものまわりは親だけではありません。周囲のさまざまな人からことばを聞きとり、学んでいるはずです。

赤ちゃんの要求に応えるさまざまな表現が、赤ちゃんのことばを引き出していくかなめになっていることは確かです。

ことばを話すことと、歩くことは、同じ時期にはじまる

赤ちゃんがことばを話しはじめるのと、歩きはじめるようになるのとは、ちょうど同じ時期にあたります。これは、とても興味深い事実です。このことから、この二つの能力の間に、密接な関係があることがうかがえます。

赤ちゃんが歩きはじめる時期までは、たいていの場合いつもすぐそばに親がいます。特にことばに出さなくても、身振りや表情などで意思を伝えることができます。ところが、歩きはじめるということは、親から離れることを意味しています。こどもと親の間に、距離ができるのです。となると、ことばで意思表示しないことには、伝わっていき

ません。

おばあちゃん子やひとりっ子の中には、ことばが遅れるケースがあります。親やおばあちゃんとの距離が短いため、こどもがことばで要求しなくてもおとなにその要求が理解でき、ことばにする前に要求をかなえてしまうことがあるのではないでしょうか。そのため、こどもとしては、ことばで伝えなくても意思が伝わっていると思ってしまう。それで満足してしまうことが考えられます。

指さしなどを用いて親とのコミュニケーションがとれているなら、ことばのはじまりが少しくらい遅いからといって、あわてることはありません。いずれこどもがことばのコミュニケーションを必要とするようになれば、ちゃんと話すようになるはずです。まずは、こどもの要求を理解し、できるだけかなえてあげることの方がたいせつです。

少しでも早くことばを話せるようにしようと、絵本やカードを買ってきて、動物の名前を教え込んだりしても、決して話すようにはなりません。それが赤ちゃんの側の要求ではないからです。赤ちゃんのその他のコミュニケーションの状態をよく見ながら、少し待ってみてもいいと思います。

赤ちゃんに要求があればこそ、ことばはとびだしてくる

ことばのはじまりの意味をはっきりさせるために、もうひとつ例をあげましょう。

こんな実験をしてみました。

九～一〇か月の赤ちゃんの前に、片手におもちゃを載せて「さあ、どうぞ」と見せてみます。片手で隠せるほどの小さなおもちゃです。赤ちゃんは手を伸ばして、おもちゃに触ろうとします。その寸前に「だめ」と手を閉じます。手の中には、さっきのおもちゃが入っているはずなのに！　と、赤ちゃんは閉じた方の手を自分の手で開けようとします。赤ちゃんに「短期記憶」ができはじめた証拠です。

こうした行動を繰り返すと、六～七か月の赤ちゃんは、何度でも迷わず、閉じられた手を触ろうとして、だめだとわかるともうそれで興味を失い、そっぽを向いてしまいます。ところが、九～一〇か月の赤ちゃんは、やがて手を出している人の顔をのぞきこむだけで、手を出さないようになります。

この実験は、短期記憶の実験だけではなく、矛盾する行動を乳児がどう解釈するかという課題を調べる実験でもあります。「さあ、どうぞ」と差し出され、その次には「だめ」と閉じられる。赤ちゃんが混乱するのはあたりまえです。

六～七か月の頃は、ただモノをつかもうとする行為だけ。矛盾する行為への関心はありません。ところが、九～一〇か月になると、まるで、「とってもいいの？　だめなの？」とでもいいたげな顔をして、こちらをのぞき込みます。たいせつなのは、こうしたことから生まれる〝ことばで伝えたいという欲求〟なのです。

6～7か月

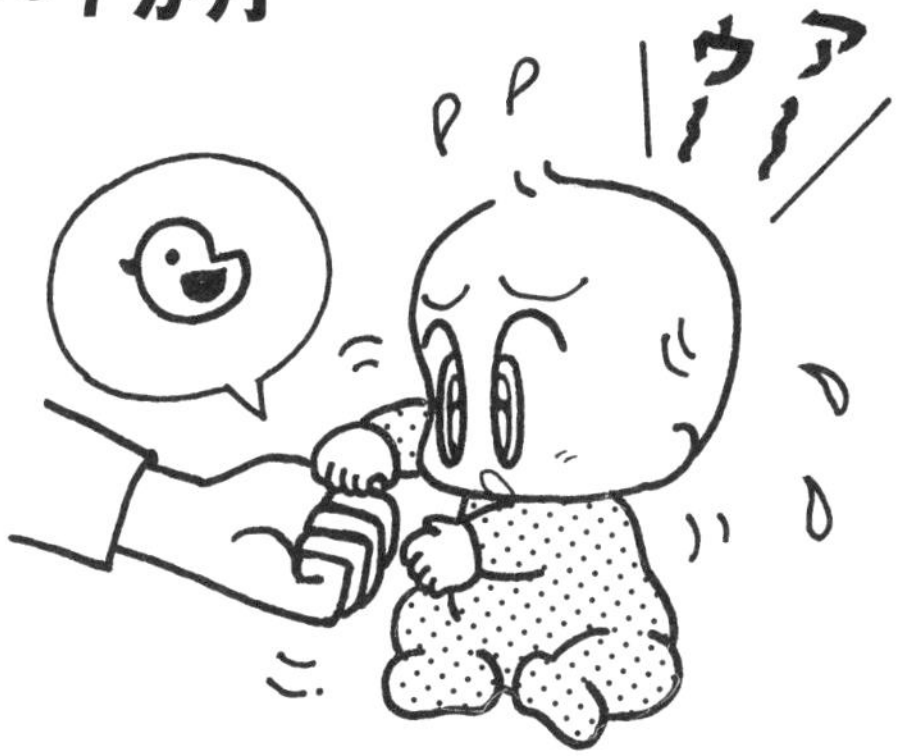

9～10か月

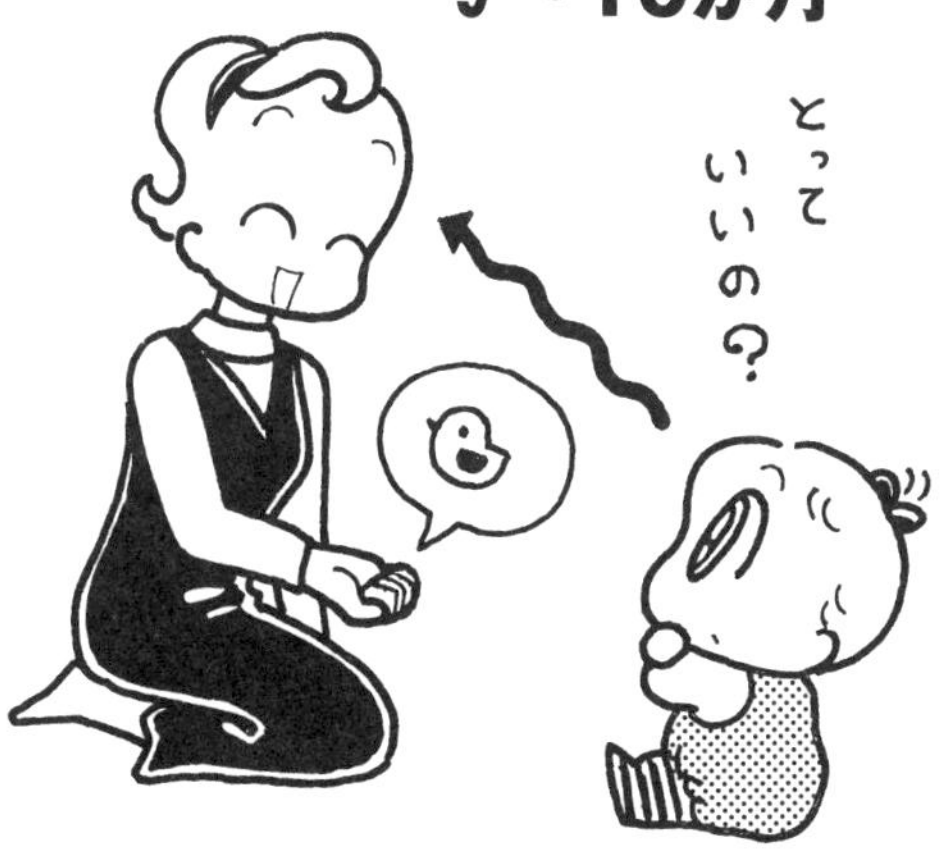

なかなかことばが出なかった赤ちゃんがはじめて口にすることばが、「イヤ！」や「イタイ！」であることがあります。ふつうに話す赤ちゃんの「ママ」や「ワンワン」に比べると、ずいぶんとせっぱつまった感じがします。このことばを言わなければ自分にとってたいへんなことになる。そんな気持ちがしゃべらせたことばのように思えます。

ときには、おもちゃを隠してみたり、目の前で焦らしてみたりして遊ぶのもいいでしょう。赤ちゃんは焦れたり、怒ったり、ふしぎそうな顔をして、やがて自分の意思を伝えようとするはずです。やがて歩きはじめると、活動範囲はますます広がり、多くの興味あるものに出会います。これが赤ちゃんにことばをしゃべらせる原動力になるのだと思います。

こうしたことから、赤ちゃんには、単にことばを教えてもあまり効果はないと思います。ことばの遅いこどもの親に対して「ことばのシャワーを」とか「愛情をもって抱きしめて」とかと言うのは、的はずれなアドバイスでしょう。

「ことばを覚えるのによい教師はいらない」「こどもは自分で文法の規則を見つけだし、磨き上げ、応用することができる」と言った学者がいますが、ほんとうにその通り、赤ちゃんがことばを獲得していくプロセスを、実に的確に言い当てています。ことばは教えるものではなく、欲求を満たすために赤ちゃん自らが獲得するのですから。

ときには驚くようなコミュニケーション手段もあらわれる

ことばを身につける過程にいる赤ちゃんにとって、自分の気持ちを表現するときに、ことば以外の表現手段が必要になることがあります。それが、おとなの了解可能な方法である場合は、なんの問題もないのですが、ときにかんだり、叩いたりという表現に出会うと、「これは問題だ」ということになります。そして、そうした問題行動はすぐに止めさせなければならない、悪いことだと教えなければならないと、焦ったりしがちです。

しかし、ちょっと落ち着いて、そこにはたいせつなメッセージが込められているかもしれない、という気持ちで一呼吸おいてみることもたいせつです。

京都大学の霊長類研究所で観察されているチンパンジーのアイには、アユムという赤ちゃんがいます。アユムはお母さんの体をかみ、次にアイがアユムの体をかみ返すという行動がみられます。これを「かみかみコール」と呼びコミュニケーションのはじまりととらえています。こうした「かみかみコール」を繰り返したあと、アイはアユムをあやすような行動がみられたというのです。

チンパンジーの「かみかみコール」は、一見、人間の赤ちゃんとはなんの関係もないように見えます。しかし、かむという行動が、チンパンジーのコミュニケーションのはじまりの行動としてあるならば、人間の赤ちゃんにあってもおかしくはありません。

また、双子は互いによくかみ合うという傾向があるそうです。双子には双子の世界があって、親兄弟とは違った密接なコミュニケーションの方法なのかもしれません。こうした双子のかむ行動は、「あまがみ」とも言うようです。

かんだり、たたいたり、つねったり……こうした行動をこどもの側からの愛情表現、自己表現、メッセージのひとつとしてとらえ直してみたら、こどもを見る目はぐっと変わってくるでしょう。

そうかんたんに「トラウマ」になんかならない

誰でも、こどもを叱ったり、たたいたりしなくてすむならそうしたいと思っているでしょう。けれども完璧な人間も、完璧な親もいるはずがありません。つい感情的になって、大きな声でどなりつけてしまったとか、お尻をぶってしまったなんてことはあるものです。しかし、そんなことくらいで壊れるほど、こどもはひ弱ではありません。

数年前、トラウマということばが登場すると、あっという間に一般の人たちの間で、不用意に使われるようになりました。精神医学の用語なのに、幼児体験とからめられているために刺激的で、誰もがわかったような気分になるのかもしれません。

そのせいもあるでしょう。こどもが少しでも泣いたり、ミルクの飲みかたが少なくなったりすると、自分が叱ったり、つい、たたいてしまったりしたことがトラウマになっているのではないかと悩むお母さんも出てきました。

トラウマというのは、特に乳幼児期に、ひどい痛みや恐怖、不安に襲われて、その後遺症が長引いておきる、心の傷のことを言います。心の傷は、コルチゾールなどのストレス・ホルモンの分泌を高め、大脳の発達に影響を及ぼし、シナプスの数も少なくなると言われています。また、記憶に関わる海馬という部分も小さくなると言います。そして逆に、警戒と覚醒に関する脳の部位が活発になり、夢や記憶で心の傷が思い出されるたびに、同じ部位が活性化し、小さなストレスでもストレス・ホルモンが分泌されるという悪循環におちいる。すると、ふつうの学習能力に欠陥が生じ、自分をおさえる力や注意力などの発達が阻害され、性格形成にもかたよりが生じてくるというのです。

しかし、これほどの虐待や、劣悪な条件で母子分離された「愛情遮断症候群」の例で見られるストレスは、極端なケースだといっていいでしょう。しかも、こういったケースでさえ、改善は見られるのです。

慶応義塾大学医学部小児科の渡辺久子先生は、四歳の愛情遮断症候群のこどもの身長と体重を調べてその結果を報告しています。それによると、治療をはじめたときには異常に少なかった体重や身長が、短い期間に正常な値に達しています。たとえ、小さいときにトラウマを与えられたとしても、それが一生を決めるとは限りませんし、修復は十分可能なのです。

日常の生活の中で、少しくらい叱ったとしても、それがトラウマになるほどのストレスを与えることはありません。もし、コミュニケーションがとれていないのではないかと悩むなら、まず、一日に五分間でもいいですから、なにもしないでこどものようすをただながめる時間をとってみたらどうでしょう。その子が生まれたときのこと、はじめて寝返りをうったときのこと……いろんなことが浮かんできて、こどもを少しちがったところから見られるようになると思います。思いがけずこどものかわいいしぐさに出会って、お母さんの方がなぐさめられるかもしれません。

赤ちゃんのコミュニケーション能力は、主体的で高い

赤ちゃんは、おとなが考えているよりずっと高いコミュニケーション能力をもっています。繰り返し言いますが、コミュニケーションの主体は、どちらかというと赤ちゃんの側にあるということです。

赤ちゃんは、おなかの中にいるときから耳を澄まして、やがて生まれ出る世界の情報をしっかりとキャッチしています。そして、生まれた瞬間から、愛らしいしぐさや風貌でおとなたちをひきつけ、自分の育ちの手助けを誘います。泣いたり、ほほえんだり、声をあげたり、さかんに手足を動かすしぐさでお母さんを自分の側に引き寄せます。

泣き声ひとつとっても、具合が悪くて、あえぐように泣いているとき、おなかがすいたとき、何か不満があるとき、それぞれ周波数を変えて、その変化でおとなたちに自分の要求を伝えようとします。

生まれたばかりの赤ちゃんが、平気で仰向け寝の姿勢をとることができるというのも、サルやチンパンジーの赤ちゃんのことを考えてみると、すごいことです。お母さんにしがみつかなくていい分、体が離れていてもコミュニケーションのとれるすばらしい手段、すなわちことばを獲得していくのです。

ことばは、単に唇とのどを使う音などではなくて、手や指も総動員した、認識の発現です。ことばが出る前に、手を伸ばして遠くのものを引き寄せようとする。指をさして、ひとつのものをお母さんと共有しようとする。こうした行為の後にくるのが、歩きはじめるという身体的な大きな変化です。この変化によってことばは、コミュニケーションの道具として、決定的なものとなってきます。もはや、親のまなざしの中で活動するだけではすまなくなった赤ちゃんは、ことばを使いこなす必要に迫られます。おどろくほど短い時間で単語を覚え、その使いかたのルールを身につけていきます。

ことばという手段を手に入れた赤ちゃんは、コミュニケーションの天才ぶりを発揮して、いっそうその世界を広げていきます。

さらに赤ちゃんは、まわりのおとなたちをまき込むことで、おとなたちに相互作用の訓練をもほどこしてくれます。これは実のところ、おとなにとって、こどもとのいい関係を築き続けていくために、ずっと必要な、とてもたいせつな能力でもあるのです。

第四章　対談　育つ力は赤ちゃんの中にある

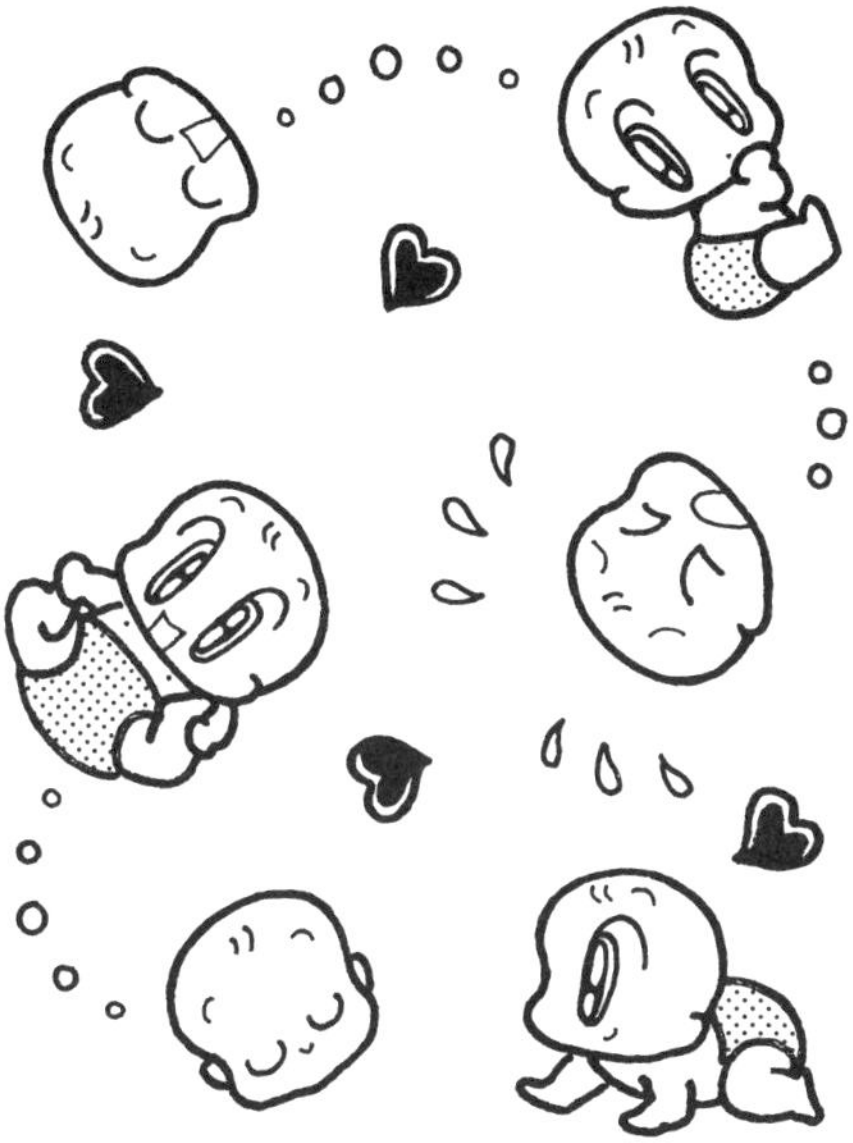

ママにもらった力がある
パパにもらった力がある
ママのおじいちゃんにもらった力もある
パパのひいおばあちゃんにもらった力もある
ぼくの中ではいろんな力がつながりあう
そして、ぼくのぼくが育つんだ
なんてすてきなふしぎ

赤ちゃんを抱いて、両親揃って病院に！

小西　ふりかえってみると中学の頃からだからずいぶん長いつきあいだね。そして相変わらず、あなたは怖い怖い。ぼくは、きっとあの中学時代がトラウマになってると思うな。あなたとか、Iさんとか……女の人が怖かった。

吹田　トラウマということばを使うのはやめてくれへん？　最近トラウマっていうことばを使い過ぎ。こども時代に辛かったことがない人なんていないよ。だけど、トラウマになるほどのことはそうそうあるもんじゃない。なんでもかんでも、トラウマと言ってしまうような風潮を助長してはダメでしょう。

小西　トラウマは冗談として、あの頃のできごとが尾をひいてることは間違いないと思うね。どうしてもぼくは強い女の人に縁がある。かみさんもそうだしね。

吹田　ま、男の子の方が幼いことは確かやね。同じ年齢で見ると。中学ぐらいだとどうしても女の子が実質的な主導権を握ることが多い。それにしても、バカばっかりやってたよ、あの頃の男の子たちは。

小西　生理的に違うからね。男の方が幼くて弱いんだよ。もともとヒトの染色体はＸＸがベースだから、女性の方が安定してる。

吹田　その性の生理的な違いとジェンダーとがごちゃごちゃになってる。

小西　そうだね。この間も研究会で女性差別だとかって紛糾したことがあったな。生理的性差を、なんか短絡的に社会的性差別につなげてしまう傾向もあるね。生理的性差をきちんと認識することは、だいじだと思うんだけど。

吹田　そうそう。とはいっても、性差よりは個人差の方が大きいのも確かなことで、そのあたりを踏まえておかないと、ヒステリックな主張になっちゃう。生理的性差というのは質の違う差、自分ではどうしようもないものやもんね。

小西　性差といえば、最近大きく判断できる父親が少なくなったような気がする。病院に来るときも、両親揃ってあたふたしてるようなところがあるね。以前は父親は母親の後ろにいて、こどもの状態を判断していたような気がするけど。

吹田　それは違うでしょ。それこそ性差別と言われかねない発言だよ。赤ちゃんを抱いて両親揃って病院に来るって、いいじゃない。育児は母親任せみたいなところから少し抜け出し始めてるんだと思う。それに第一、男の人一般が全般的な判断力に優れているとは言えないよ。それこそ個性の問題で、男女差の問題じゃない。それぞれ不完全な個人同士が補いあい支えあっていると考えなくちゃ。育児は生あるものが延々と続けてきたいとなみだけど、親になるというのは、いつの時代も、誰にとってもはじめての経験なわけで、不安なものだと思う。二人、三人と経験をつんだ親でございといったところで、こどもはひとりひとり違うでしょ？　だから、赤ちゃんに異変が起こったら、いてもたってもいられないのがふつうじゃない？　身近なところに相談できる人がいないと、病院に行くしかないよ。

小西　そうかー。うーん、そうだね。そういう面も確かにあるね。

吹田　わかればよろしい（笑）。わたしたちはこどもたちに恵まれ、特別のアクシデントもなく大きくなるようすを見守ることができたけれど、それはたまたまでしょ。偶然の要素は強いと思う。でもふりかえってみると、わたしはやっぱりあたふたしてた。

小西　そうか。うちの場合はカミさんがしっかりしてたから、あたふたの記憶がないのかもしれん。膨大な数のオシメを替えたのは覚えてるけどね。

吹田　そうだと思うよ。女性は生来しんぼう強く現実的にできてるからね。あまり社会的な評価の対象にはならないけど。

小西　母親まかせから少し抜け出しはじめているとはいっても、考えてみると日本のお父さんはまだまだ企業にしばられている面が強いね。意識の上でも。

そういえば留学していたオランダでは、父親の育児休業はそれほどめずらしいものではなかったよ。

吹田　オランダはね。そりゃそうでしょ。法律で安楽死さえ認めている国だから、個はどこまでも尊重される。

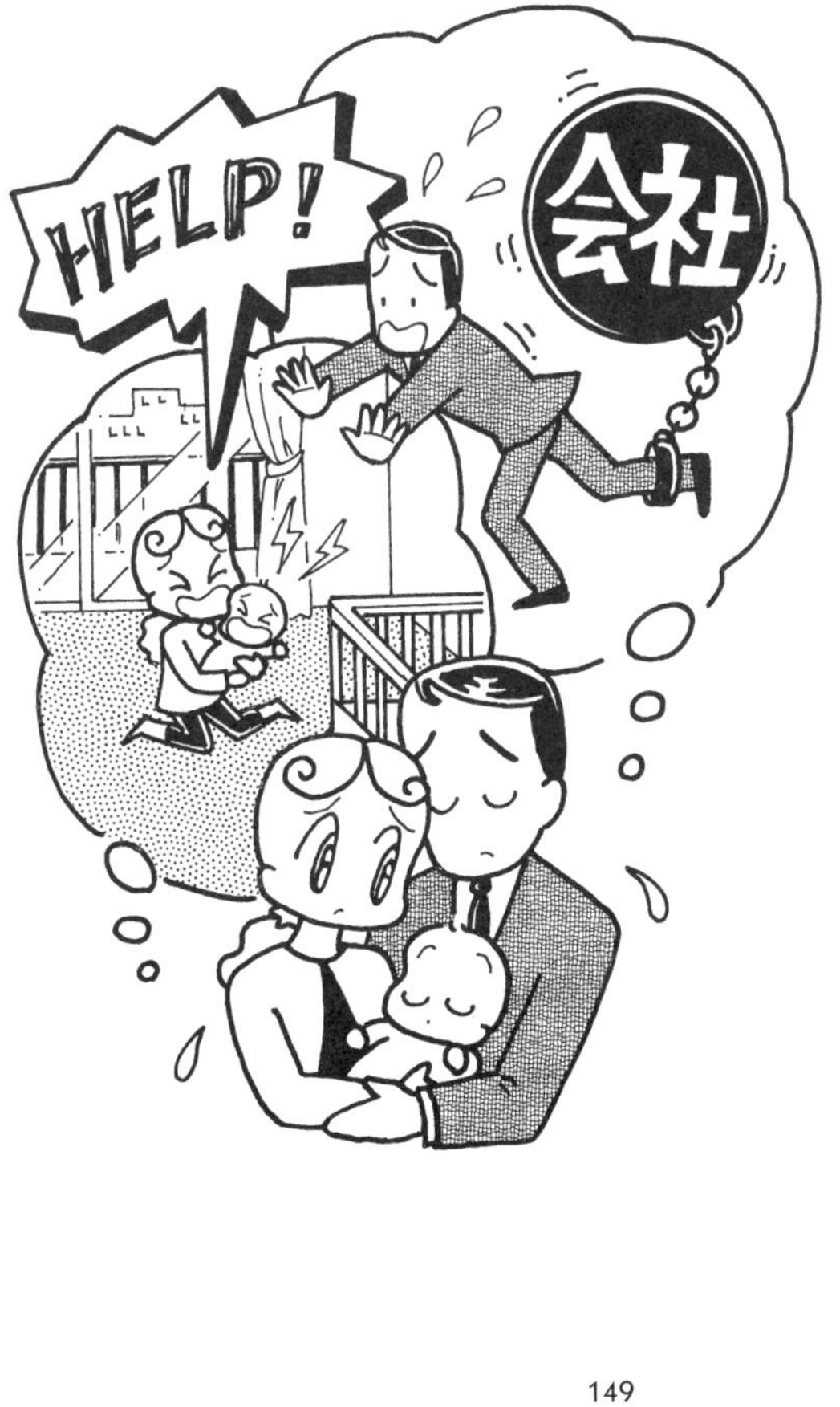

小西　いったん仕事をやめて育児に専念しているお父さんに、「どうして仕事をしないのですか？」と聞いてみたことがある。彼の場合、こんなふうに答えてたね。「妻がやりがいのある仕事を見つけて働いている。わたしは興味のある仕事が今見つからないので、家で育児をしているのだ。仕事をしている妻を支えていることを誇りに思っているよ。こどもや家族をたいせつに思っているし、こどもと過ごすのはなんといっても楽しいものだからね」。その態度が堂々としていて、なんだか感動したよ。

吹田　ワークシェアリングといった、労働形態の変化も後押ししている。どっちが先かは知らないけど。

小西　産室に男は入れないとか、育児は母親の責任であって父親は関わるべきではないとか、「男子厨房に立たず」といった社会的性別分業は、もう通用しない時代になってきていることは確実だと思う。

吹田　昔は『かしこい女は料理がじょうず』とかなんとかいうタイトルの本があったりしたけど、今は違う。若い女性にとって、カッコいい男の条件は料理が作れること、楽しめること。

●だいじなことは、こどもを自分の目で見るということ

吹田　それにしても、こどもと過ごすのは楽しいというオランダのお父さんのことばがずしんとくるわね。ほんとは楽しいはずなのに、日本の親たちはあまりそう感じられないみたい。旧総務庁や内閣府の何回かの調査では、アメリカや韓国に比べて育児が楽しいというお母さんが半数までいかない。その原因はどこにあるんだろう?

小西　こうすればああなる式の育児情報が多すぎるのもひとつの要因じゃないかな。だいじなことは、こどもを自分の目で見るということだと思うよ。脳科学や、発達行動学から赤ちゃんを見てると、そのことがますますはっきりしてきた。

吹田　それって大きいと思う。赤ちゃんそのものを見る習慣。考えてみると情報の少なかった時代からのふつうの育児なんだけど。

小西　たとえば、若いお母さんが、五時に薬を飲ませて、八時になっても熱が下がらないと言ってやってくる。ひと昔前だったらお薬を出してもらったら、一日二日見てみようということだったけど、今のお母さんやお父さんには待つのが苦手な人が多くなってるのかな。こうすれば＝お薬を飲ませれば、ああなる＝すぐに治る、というふうにとらえるんだろうか。

吹田　でも、特に、はじめてこどもを持った親にしてみると、頭の中がパニックになるのはふつうでしょう。

小西　そうなんだけど、日頃から、赤ちゃんのようす全体を自分の目でしっかり見てれば、だいじょうぶ。パニックになることも少なくなると思うよ。

吹田　具体的に言うと？

小西　こどもが下痢をした、吐いているとしよう。下痢をしたり、吐いたりといった時は、親としてはつらいけど、見ているしかしかたがない。何かの原因で赤ちゃんの内臓が消化できない状態なんだから。

そんなとき、一番だいじなことはなんだろう。脱水状態にならないように、まず水分をとらせてあげる。水分をあげるということは、おなかを休めるということでもある。それから、赤ちゃんの体をやさしくなでてみたり、熱はないか調べてみる。そうしながら下痢や嘔吐の頻度、全体として赤ちゃんのふだんの状態とどう違うかを見る。下痢をしたり、吐いていたりしても、一度だけで治まって赤ちゃんが元気ならだいじょうぶ。ちょっとした消化不良だろう。少しずつ何回も湯ざましを飲ませてようすを見る。下痢や嘔吐を何度も繰り返し、ぐったりしてきたとなると、ちょっと心配だから病院へ連れていく。医師には、家でのそれまでのようすをちゃんと伝えられるようにしておく。

吹田　そういうことをアドバイスするのが、小児科医だよね。

小西　もちろんそうだけど、育児の主役はなんといってもこども自身、そしていっしょに暮らしている人たちなんだということを自覚してと言いたいね。

いくらお医者さんでも、保育士さんでも、お母さんやお父さんにはかなわない。アドバイスはできるけど替わることはできない。日頃からこどもの状態をよく見ることを習慣にしていると、いざというときパニックにならずにすむよ。

それに、こどもを見ていてわかるのは、病気のことだけじゃないからね。こどもとの関係全般が、病気のときには特にはっきりと外に出てくる。

吹田　日頃のこどもとのかかわり方が表面化してくるわけやね。

こどもを見るというのは特別のことじゃない。ふんふんあんなことしてるよ、みたいな感覚で見てるだけでも、なんとなくいつもと違う時はわかるよね。目がうるんでるとか、なんかぼーっとしてるとか。

小西　いつも赤ちゃんを見ていれば、きっと冷静にふりかえれるのにと思うようなケースにもときどき出会うよ。

この間は、おなかをこわした赤ちゃんを抱いたお母さんがやってきた。いきなり「保育園の食事が悪かったからだ」と言う。夜になって症状が出たから、保育園のお昼ごはんが原因だと思いこんでしまったみたいだね。

でもおちついて考えると、保育園のお昼ごはんが原因だったとしたら、その子ひとりだけが腹痛というのは不自然じゃない？　でもまあ、その子の体調も悪かったということで、百歩譲ってそうだったとしましょう。その前に、ゆうべはおなかを冷やしてしまうような寝方をしていなかったか、朝自分が何を食べさせたか、というようなことを考えた方がいいね。よく見ていれば、そうやって、原因を自分の側からひとつひとつ消していける。まず自分の責任範囲をふりかえってみる。そして最後に、どうしても原因に思い至らなかったとき、はじめて保育園に相談してみるという順番で対処できるよね。よく見るということは、自分の責任の範囲を自覚できるということでもあると思う。

吹田　それは、こどもが赤ちゃんのときだけじゃなくて、ずっと言えることだね。
赤ちゃんの病気というのは、もしかしたら育児のモトになる部分をあぶりだしてくれるものかもしれないね。そうなると、そんな時ちゃんとした助言ができる小児科医や保育士といった専門家の責任も大きいね。

発達は学問的には終わっている？

小西　そうだね。小児科医にも問題はあるよ。まず小児科医になる人が少ない。小児科は手間がかかるワリにそれに見合った報酬がないというのが実態だからね。これは制度的な矛盾だけど。

吹田　小児科医をしているウチの娘を見ていると過酷すぎる勤務の実際もある。小さなこどもの医療事故が起こるたびに胸が痛むけど、ミスが起きてもちっともふしぎじゃないという感じがする。若いとはいっても、医者だからといってもやっぱり人間。限界はあるでしょ。スーパーマンじゃない。

小西　こどもの成長、発達を小児科でもって研究している人がほとんどいないという実情も問題だと思う。「発達は学問的には終わっている。残っているのは心の問題」と思っている人の方がまだまだ多い。意外に思うかもしれないけど。

吹田　意外に思う。

小西　かといって、遺伝子や脳だけで赤ちゃんを見ようとすると、これまた無理がある。赤ちゃんは常にじっとしてないし、長時間拘束することもできない。だから生後三～四か月くらいから、それも断片的に見るのがやっと、といったところ。新生児や胎児の行動の研究を継続して行うことはとても困難で、実際にやっている研究者もほとんどいない。

結果として、病気に対応する小児科医は多いけれど、育児について話のできる小児科医が少ない。発達をみられないなら、小児科医じゃなくても内科医でいいんだからね。発達とからませて、育児の当事者に、こどもの状態を説明した方が説得力がある。そういう話をしながら、赤ちゃんとの接しかたに問題が見える親とも、病気だけじゃない、こどもの本質に関わるような話ができるといいんだけど。

吹田　小児科医が組織的にどう養成されているかは詳しくは知らないけど、そういう面もあるかも。ひよっこの小児科医から聞いた話なんだけど、「こども患者さんの年齢あてっこをした。わたしはあたったけど、上司の先生がはずした。ちょっとバツが悪くて何のコメントもできなかったよ」と言ってた。

小西　病気のことはわかっても、発達のことには弱いという例になるかもしれないね。

　ぼくがやっているのは、発達行動学の立場から赤ちゃんを見ていこうとする研究。赤ちゃんの行動や反応、それ自体を追いかけて研究していく。脳科学の発達によって、脳の発達が示す行動や反応がかなり正確にイメージできるようになってきた。
吹田　赤ちゃんの行動を科学的に見ていくわけね。
小西　そう。赤ちゃんの発達を、母子関係を中心に説明するのではなくて、赤ちゃんそのものの自発運動を通して探っていく。こどもが育つ上で愛情が必要なことはもちろんだけど、赤ちゃん自身の育つ力を、もっと深く解明したいと思ってる。
　それがはっきりしてくると、適切な働きかけというものもわかってくると思う。胎教だとか、超早期教育といった必要以上の働きかけに、少しは歯止めをかけられるんじゃないか。
吹田　なにかしなきゃ赤ちゃんはちゃんと発達しないかもといった、強迫観念を取り除く手助けになるかもね。
小西　そうそう、ちょっとずれるけど、研究室でこどもを見るというのもおもしろいよ。ぼくは今、一〇年も前にとった低出生体重児（未熟児）のビデオを、もう一度見てるんだよね。三四週で生まれてきた赤ちゃん、つまり、八か月の胎児なんだけど、この赤ちゃんが保育器の中で動いているようすをありのままに映しただけの、しごく単純な記録映像。それを、じーっと二時間、黙って何もしないで、ただ見続ける。見続けているうちに、ふとおもしろいことに気がついた。三四週の頃と、出生直前の三九週になった頃では、手の動かし方が違うみたいなんやね。

これまで、このテープを同じように観察してきて三つのことがわかった。見るたびに新しい発見がある。

最初にわかったのは、頭の向きと利き手がつながっているということ。二番目にわかったのは、赤ちゃんが静止した時の姿勢だけでは、医学的に正常か異常かを判断できないということ。三回目の観察でわかったのは指の動き方。三四週の頃はにぎったり開いたりといった大まかな動きだけど、三九週になると指を二本、三本とべつべつに複雑に動かすようになる。

四回目の今回は、指しゃぶりをしていない方の手の動かし方の違いが気になった。で、よく見ると、三四週では、頭から足までなでるように幅広くさわっている。出生直前になると、頭、足といったふうにピンポイントでさわるようになる。最初はやみくもにさわってみて、そのうちだんだんとツボを押さえてさわるようになるんだね。いったい自分の体はどこからどこまでなんだろう。赤ちゃんはそんなことを探ろうとして、さわっているのかな？　さわり方の変化は、自分の体の部分の特徴をつかんできていることを現しているのかもしれんね。たった一本のビデオでも、こんなふうに見ていくとおもしろい発見がいくつもある。

吹田　へぇーっ、おもしろいね。フォーカスするところが違うと、ぜんぜん違って見えてくるんだ。それって、目の前のこどもを見るときもおんなじかも。

小西　ぼくとしては、こんなふうな研究室のレベルでわかってきたこと、赤ちゃんは育つ力をもともと持っているという事実をもっとわかりやすく伝えて、ふつうのお母さんやお父さんのふつうの育児が、うんと楽になるような提案ができればいいと思ってる。

●医者を育てるのは、結局患者さん

小西　なんてえらそうに言っているけど、医者を育てるのは、結局のところ患者さんだと思うよ。ぼくがまがりなりにもここまでやってこられたのは、患者さんのおかげだね。一般的に病気のことや発達のことは知っているつもりでも、ひとりひとりのその子のことが、最初からわかっているわけではないからね。診ているうちにその子がわかってくる。親がしっかりとその子のことを見ていて説明してくれると、より早く全体像がわかるようになる。そうやって、個別のケースを積み重ねていくうちに、少しずつましになってきた……かな?

互いにいちばんいいのは、なんでも相談できる状態を身近に作っておくことだよね。なんでもかんでも大学病院に行くのではなくて、ホームドクターを作る。そして、いろんなことを調べて、どんどんお医者さんに聞く。薬をもらうだけでなく、なんで熱が出ているか。どうすれば次から防げるか。納得できるまで聞く。たいていの小児科医なら、ちゃんと答えてくれるはずだけどね。そうしているうちに医者の方も育つことになる。

吹田　ちゃんと答えてくれるかどうかで、医者を見分けるということもできるわけだ。

小西　そうそう。この間おもしろいことがあったよ。赤ちゃんを連れてきたお父さんが怖い顔をしててね。この人なんでこんな怖い顔してるんやろと思いながら、いろいろ話を聞いてたけど、なかなかそのこわばった顔がほぐれてこない。腹を決めてゆっくり話してると、実は歯が痛かったというのがわかった。歯が痛くてしかたがないけど、こどものことはちゃんと聞いておかないと、というわけで、歯が痛い自分を静めるために顔をこわばらせて頑張ってたんやね。だんだんとそんなことがわかるようになってきた。

吹田　おもしろい！　と言っちゃいけないけど、おもしろい。でも、歯が痛いなんて、誰も考えつかないよ。腹を決めてゆっくり話をしたからわかったんだね。

小西　福井では、障害をもっているこどものお母さんとずいぶんおつきあいをさせてもらったけど、彼女たちから学んだことは多いね。最初はとまどっていたお母さんたちも、こどもとの生活の中でどんどん変わっていく。ある程度までくると居直っち

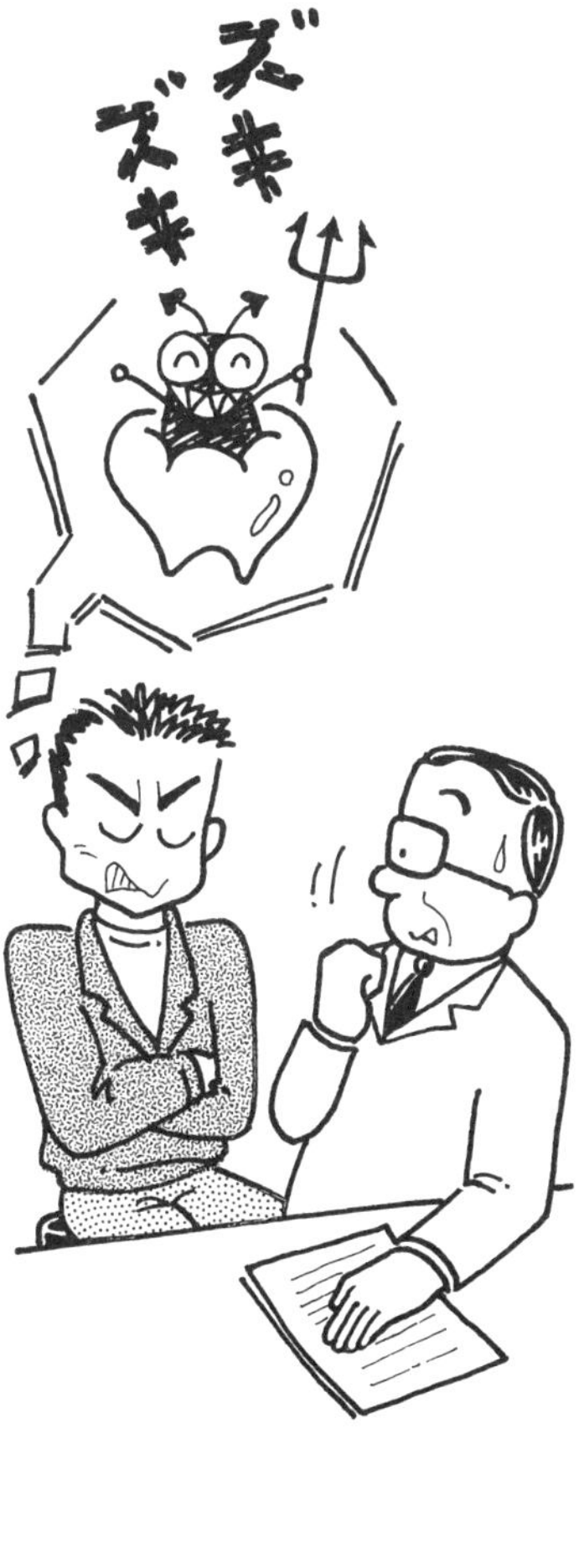

ゃう。ぼくはまだそこまで到達していないな。

吹田　してない、してない。お母さんたちにしても、とまどっていた期間は相当大変だったんじゃないかな。居直るまでは。

小西　自閉症児のお母さんなんだけど、「先生、今は○○が落ち着いてしまっておもしろくない時期です」なんてことを言う。「こどもがおこりっぽくなる時期の方が楽しい。おこりっぽくなると次に混乱期が来る。こどもがいらいらし始めて、混乱して荒れる。この混乱の荒れの後にことばが出てくるんです」。

彼女は日常的にこどもを見ることで、きっとその子の変化の道筋がわかってきているんだと思う。それが彼女のモノサシになっている。一般的なテンポや道筋で成長するわけではないこどもに寄り添っていると、その子のモノサシで見ないことには、こどもが見えてこない。彼女の中ではいろんな価値観がせめぎあう。それが結果として、親のこどもを見る目を育むことになるんだろうね。

吹田　いわゆる障害を持っていようがいまいが、〝一般的なこども〟などいるわけがなくて、そこにいるのはひとりひとりのこども。そうなんだけど、いわゆる健常なこどもの場合は、鮮明な違いが見えなくて、その子が自分の思い描くこどもと同じだと錯覚するのよね。

小西　そうそう。そしてモノサシを外側に求めてしまう。育児は自分のモノサシをどう探すかだと思うけれど、もっと言えばその自分のモノサシも、こどもにそのままあてはまるわけではない。こどもはこどものモノサシで伸びていくんだと考えたらいいんじゃないかな。他人から見ればどうかはわからないけれど、このお母さんは、「そのことに気づけるというのは、ぜいたくなことかもしれない」と言ってたよ。

吹田　そんなことばが出るなんて、りっぱ過ぎてついていけないと言われるかもしれないね。でも、ここまでたどりつくにはたいへんな葛藤があったんだと思うよ。こどもの伸びる力を邪魔しない。見守って楽しむ。妙な期待をしなくていい分ぜいたくというのも、頭ではわからないでもないけど、なかなか実感はできない。

自閉症児といえば、『レイルマン』という本を友人に勧められて読んだのね。自閉症児のお母さんが書いた記録で、まんが『光とともに』（秋田書店）の下敷きになっているらしい。とにかくこどものそのままをよく見てる。それも上からの目線じゃない見方。よりそう目線といったらいいかな。いっしょに生きてる人の目線。それはこどものまわりにいる人、誰もが持たなくちゃいけないし、モノサシをその子のところに置けばできると思った。

小西　外側のモノサシといえば、いろんな専門家が基準を考え出して、人間の評価をあれこれしてるね。ＩＱ（intelligence-quotient）、これがいちばん知られてる知能指数。遺伝的な要素の観点からだとＤＮＡ。最近では「いやいや、知能指数だけでは測れないんだ」といって、感情指数＝ＥＱ（emotional-quotient）なんていうのも出てきた。でも、これにしたってこども全体はつかめない。発達といわれる縦の変化の基準をあれこれ作ったとしても、じゃあ横の広がりをどう評価するのかということになると、お手あげだと思う。

吹田　もっといえば、黒澤明の映画『どですかでん』の主人公じゃないけど、彼は彼なりのしあわせを持っている。それは彼以外の人間には評価のしようがない。たとえ親でも立ち入れない。

治療法には「これが絶対」というものはない

小西　親でもといえば、この間ＮＨＫで放映された脳障害のこどもの話、『奇跡の詩人』だけど、ちょっと問題だね。だいたい、このタイトルからして差別的なんだな。障害児が詩や文章を書けるようになったからすばらしいという発想。障害児だからという見かた。

吹田　よくあるけどね。でもやっぱり、これにはあちこちから批判が出てるみたいね。書けるようになろうが、書けないままでいようが、その子はその子で精一杯生きているのに、奇跡を起こさなかった人は負け組みたいな。マスメディアはセンセーショナルな言いかたが好きだしね。

小西　彼はアメリカのドーマン法という治療プログラムのおかげで読み書きできるようになったというんだけど、この治療法に関してはいろいろな問題が指摘されていて、今では科学的には否定的な見かたがほとんどになってる。それに、この治療はとってもたいへんなんだよね。親の負担がとても大きい。結果として、親が挫折して自信を失った例をいくつも知ってる。

吹田　親の自信を失わせる治療っていったい何なの？　と思うけど。

小西　番組について言えば、あまりに偏った内容だったと思う。批判的な見解を少なくともひとつは入れた構成にしないと、視聴者に間違った情報を与えてしまうことになる。

吹田　画面で見ている範囲では、わたしのような素人は真実だと思ってしまう。そこで日木流奈くんの本を読んでみたんだけど、ドーマン法、こりゃだめだと思った。素人の直感でしかないけど。というのは、「ドーマン法の研究所に行ったとき『脳障害でおめでとうございます』と言われた。脳障害は治るから」というくだりがあったのね。じゃあ、治らない障害を背負ったら「ご愁傷さま」とでも言うのかなとムッときた。こういうなにげない一言って、本質を表してたりするとわたしはいつも思ってるから、けっこう直感で判断してしまう。全然客観的じゃないけどね。

小西　さまざまな障害や病気の治療法はあるけれど、これが絶対というものはないとぼくは思う。ドーマン法がすべてといった言いかたは間違ってる。彼にとってプラスだったと、もしほんとうに本人が思うならそれは否定しないけど、誰にでもあてはまる絶対的なものではない。さまざまな試行錯誤はあっていい。でも、マイナスの側面が科学的にわかってきたら、それは率直に認めていかないと。治療そのものが目的になってしまったら、その子の生活、家族の生活はどうなるんだろう。治療は、その子の人生が充実したものになるために試みるものだからね。

吹田　そうだよね。こんなふうにあまりにも手を加えすぎる発想は、生命の尊厳に対して傲慢な感じがするのはわたしだけかしら。人って、外からの働きかけでそんなにも変わるのかな?

こどもの性格は育児のしかたで劇的に変わるのか

小西　ぼくは、健診のときによく「お母さんの育児のしかたで、こどもの性格がどのくらい変わると思う?」と聞いてみる。答えはほとんどが五〇%以上。ときには九〇%や一〇〇%と答えるお母さんまでいる。でも、ほんとうにそうなんだろうか。

こどもの性格は、両親からもらった遺伝子による部分が五〇%、育児で変わるのが後の半分、といわれている。変わる五〇%といっても、こどもに接しているのは、お母さんばかりじゃないよね。お父さんはもちろんだけど、おじいさんやおばあさん、兄弟姉妹、うまくいけばそのまわりの人たちまで、たくさんの人に囲まれてこどもは育つ。だから、お母さんの接しかたが影響する割合は、思っているほど大きくはない。そう言うと、二人、三人のお子さんを持ったお母さんのほとんどは、「そうですよね。がんばっても、あんまり変わらないですよね」と答える。

時々、「いや、そうではない。わたしの子だからわたしの育てかたで」と反発されるお母さんもいる。だけどどうだろう。育児にかける気持ちはわかるんだけど、もしお母さんの思いどおりに育たなかったらどうするんだろう、って考えこんでしまう。

吹田　〝子育て〟ねえ。わたしは、こどもは育つもので、育てるものじゃないと思ってるので、できるだけこのことばを使わないようにしているのね。ま、それは置くとして、育児方法の影響はそう大きくないけど、こども観の影響は大きいんじゃないかな。つまり、こども自身が育つ主体だと認識するかしないか。

わたしには三人娘がいて、一番上の娘には男の子がいる。この男の子を見ていると、娘たちの小さかった頃とは動きの質が全然違う。今になってやっと大きな声で言えるんだけど、〝子育て〟だけの問題なんかじゃない。よくも悪くも、こどもが本来持ってるものは大きいとつくづく思う。

でも、はじめてのこどものときは頑張った。神経質なくらい哺乳ビンを消毒してた。三人目ともなると、すっかりぐうたらママ。一か月健診で「お乳の量が少し足りないようですよ」と言われて、粉ミルクを飲ませたら受け付けなかった。それさえあんまり気にならなかった。じゃあ離乳食にすればいいじゃんくらいのノリで、それもおとなの食べてるものをつぶしただけみたいな離乳食を食べさせていた。九か月まで保育園に入れなかったという事情もあったので、母乳と離乳食でいきましたよ。とにかくあんまり頑張らなかった。

小西　それが結局よかったりして。あなたは怖いからね。

吹田　また、それを言う。誰かひとりは怖い人がいて、壁になる必要もあるんだよ。それを乗り越えたわが娘たちはえらい？

小西　そうそう。こどもがえらい。

吹田　親がこどもにできることは、見守ることと、こどもがにっちもさっちもいかなくなったときに、帰ってきておやすみということくらいじゃないか、とわたしは思ってる。今はね。でも、はじめてのこどもの時は誰でも初体験で大変だと思うよ。三人のこどもがいてなんとかわかった部分もあるしね。

小西　こどもがいることでたいへんなことはもちろんいっぱいあるけど、こどもがいる喜びはそれにもまして大きい。そういえば、福井にいたときに出会ったお母さんの肝っ玉ぶりは、ちょっとぼくでも脱帽だったな。

吹田　やっぱりお母さん？　お父さんじゃなくて。

小西　もう（笑）。はいはい、女の人はえらいです。

●小さく産んでも大きく育つ

小西　いわゆる未熟児を正確には『低出生体重児』と言うんだけど、そうした状態の赤ちゃんを出産したお母さんは、早く産んでしまったことを悔やんだり、こどもに「ごめんね」と謝ったりする人が多いんだよね。お母さんの責任でもなんでもないんだけどね。ところが、福井で出会ったお母さんは「先生、こどもは未熟児にかぎるのー」と言う。さすがのわたしもびっくりした。このお母さんは、三人続けて小さいこどもを出産した。

吹田　三人とも？

小西　三人目の赤ちゃんの健診のときに、あっけらかんとこう言うんだよ。あまりの明るさに思わず「なんやって？」と、福井弁丸出しで聞き返したけどね。「だっての、妊娠末期のあのしんどさがないし、お産は軽くて楽やし。未熟児にかぎるって！」。「でもあとがたいへんやろ」、「そんなことないって。先生がきちんと診てくれて、大きくして返してくれるもの」。

吹田　病院の保育器の中で育つという意味だね。

小西　もうだいじょうぶ、という目安に届くまでは病院の中だから。「でもすぐにはこどもを抱けんから、寂しくなったり、不安になったりせんのか？」と尋ねると「ちょっとはなるけど、三人目やし、もう慣れてしもうたけん」。「じゃあ、育児不安はないんか？」と聞いても、「うん。毎日けっこう楽しいよ」なんてことをしゃらっと言う。まいったな。でもぼくは、このお母さんが大好き。済んでしまったことは早く忘れること。「未熟児であったことは早く忘れて、病院から帰ったときがこどもが生まれたときと思いなさい」と、いつもこうしたこどものフォローアップ外来で言っているんだけど、ま、彼女の方が一枚上手だった。

吹田　たまたま深刻な事態に至らなかったからでもあるだろうけど。

小西　そりゃあ、もちろん。三人のこどもたちは、新生児の実験にも参加してくれたりしたけど、その後も何の問題もなく育ってる。

吹田　時間は前にはもどらない……とわかってはいても、なかなかここまでは言えない。お母さんも自分に向かって言ってるという面もあるでしょ。

小西　あるだろうね。新生児科の先生方の集まる学会では、このフォローアップが大きな問題になってる。リスクの高いこどもを産んだお母さんは、自分の責任なのではと思い詰めたりして、不安定な精神状態にある。だから、しっかり育児支援をしないといけない。でも、こんなお母さんがいると救われるね。全国の「低出生体重児」を持つお母さん、お父さん、このお母さんのようにケロッと明るくこどもたちとの時間を楽しんで！　と応援したい。

吹田　誰もがそう簡単に割り切れるとは思えないけど、赤ちゃんの持っている力をことさらていねいに伝えられれば、少しは気が軽くなるかも。

お姉ちゃんも育児の戦力

小西　こんなふうにこどもたちとの時間を楽しんでいるおうちでは上の子の問題はあまりないね。

吹田　弟や妹ができると、上のこどもが赤ちゃん返りすることがあるもんね。

小西　お兄ちゃんやお姉ちゃんが、赤ちゃんと同じようにお母さんに甘えたがって、ときには哺乳ビンでミルクを欲しがったりする。あまりひどくなければ心配することはないんだけど、できれば、まだ小さいお姉ちゃんたちが、赤ちゃんのいることをストレスに思わないに越したことはないからね。こんなお母さんのこんなやりかたは、ちょっと参考になると思うよ。

吹田　それも福井の母ちゃん？

小西　そうそう。「下のこどもが生まれて、お姉ちゃんはどう？」と聞いたら、「どうって？」と聞き返されてしまった。「いやいや、だから、赤ちゃん返りしていない？」「ちょっとはしたけど、うまい方法があったんや、先生」ときた。「なんやの？」と聞いてみると、こう言うんだな。「うまくおだてて、できるだけ赤ちゃんの世話をさせるようにしたの」「へえー！　何をさせたの」「抱っこでしょ、おむつ替えでしょ。ミルクでしょ」「全部やらせたの？」「うん。最初ちょっと教えたら、今はうまくやってるよ。だっての、お姉ちゃんが赤ちゃんと遊ぶ、赤ちゃんと遊ぶ、ってうるさいんやもん。それでの、一回やらせてみたの。そしたらけっこうやれる。で、今やってもらってるの」。

そこまでやるかという感じやね。老婆心ながら、こう聞いたよ。「心配ないんか？　たたいたりつねったりせんか？」とね。するとわが意を得たりとばかりに、しゃべるしゃべる。

「それがねー、赤ちゃんを連れて帰ったときにね、何をするかわからないから怖いでしょ？　だから『赤ちゃんには触ったらダメ』って言ってたの。そしたら、すきを見ては、赤ちゃんをたたいたりつねったり。それでね、わたしがミルクを飲ませるときにいっしょにやらせてみたの。そしたら喜んでやるようになって。今はうまいもんやで。たたいたりつねったりもしなくなったしね。あれは、赤ちゃんと遊びたいっていうことやったんかな?」

母ちゃん、ちゃんとこどものサインを読み取ってるんだよね。ここまではいいとして「父ちゃんと同じや。おだてることや、先生。おだてりゃやりよる。それにの、やらせると、なんとなくえらそうにしているんや」というトドメの一言には参った。

吹田　父ちゃんはともかく、お姉ちゃんが「えらそうにしてる」というのはおもしろいね。こどもをよく見てる。

小西　赤ちゃんの面倒をみているんだという自負が、そんなふんいきをかもし出すんだろうね。赤ちゃん返り予防法、解消法のひとつは、お姉ちゃんお兄ちゃんといっしょに赤ちゃんの世話をする、で決まりだな。

吹田　昔はそんなこと珍しくなかったんじゃない?　わたしもけっこう小さい頃から弟の面倒見てた記憶がある。小学校高学年の頃には、親戚の子守りまでしてたもん。ただ、お父さんの育児参加を〝おだてる〟ところから始めるのとは違うとは思うけど、とにかく赤ちゃんとつきあう時間を楽しむところから始めるというのは、現実的なアプローチかもしれない。

●世界のいろいろな育児

小西　オランダの「父親の育児休業」という、育児の新しい形の話を前にしたよね。逆に、これまで科学的であることが絶対優位だった育児の方法も、見直す時機がきているんじゃないかということも最近感じる。たとえば「スウォドリング」と呼ばれる巻きオムツ。よく似た方法が昔の日本にもあったんだよ。「エジコ」っていって、藁を編んだものや木製の楕円形のものでできている。そこに野良仕事の間赤ちゃんを入れておく。赤ちゃんは一日中エジコの中にいて、おっぱいもそのままの格好で飲むし、オシッコやウンチもそこから出ないで済ます。オムツはちょうど今の紙オムツのような構造になっていて、けっこう便利にできていた。

吹田　ちょっと不衛生に思えるけど。

小西　ま、とっても衛生的とはいえないけど、人間も動物だからね。自然の汚物にどうこうされるということはない。

吹田　においまで人工的な薬品を使ってなんとかしようという風潮よりはずーっとまし。においにはそれぞれ意味があるのにね。

小西　そうそう。「スウォドリング」も赤ちゃんの体を長い布でぐるぐる巻きにして一日中寝かせているから、同じくらい非衛生的。だけど今でも、南アメリカ、中国、モンゴル、ロシアなどでやってるよ。

吹田　そうなんだ。

小西　スウォドリングが有名なのは、この育児方法が槍玉にあがったからなんだよね。一八世紀にフランスの思想家ルソーが、『エミール』の中でこれを徹底的に批判したことから、いわゆる近代的な育児が行われるようになったと言われている。

吹田　近代的ね。

小西　ま、そういうことになっている。日本ではこの方法はもう行われてはいないと思う。オシッコやウンチをほったらかしにしてるのが、まずがまんできないだろうね。それと、かつて巻きオムツが使われていた頃に、巻きオムツで足を伸ばしたままにすると、股関節脱臼するおそれがあるとされていた。そこで、乳児健診で今のようなオムツの当てかたを熱心に指導してきた歴史がある。

吹田　覚えてる覚えてる。わたしも指導されました。

小西　だけど、スウォドリングは、赤ちゃんの発達にほとんど悪影響はないという研究報告がある。それどころか抱きやすいので、母親以外のまわりのおとなや兄弟が、赤ちゃんの面倒をよくみるようになる。そうすると、母親が授乳にかける時間も回数も減るために、生理が早く始まり、妊娠回数が増えてこどもの数が多くなるとい

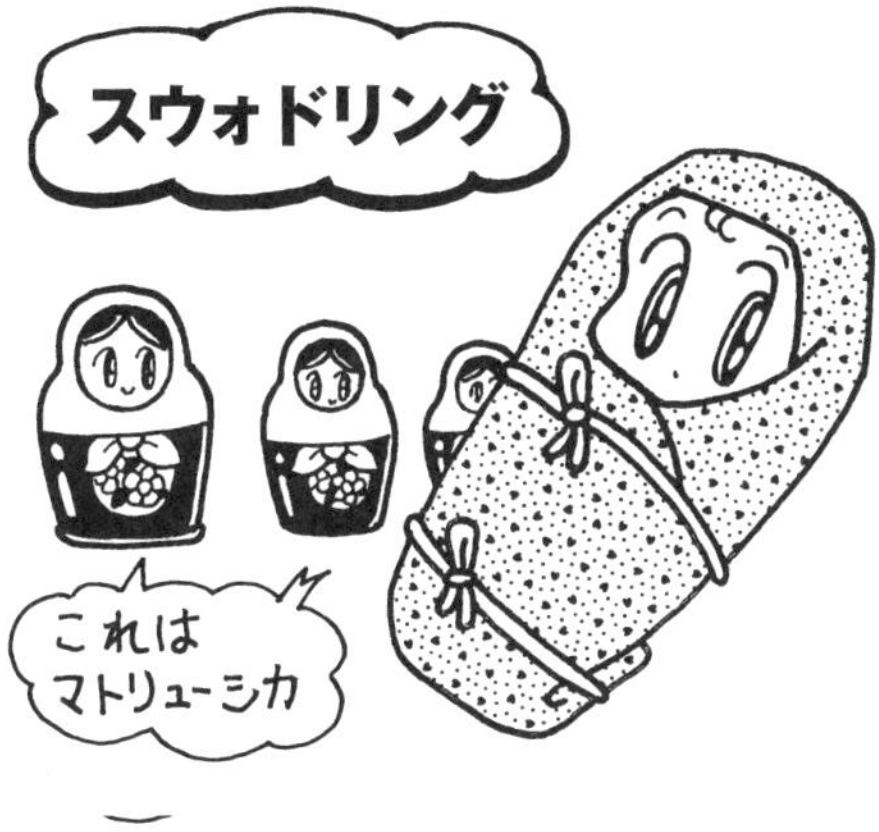

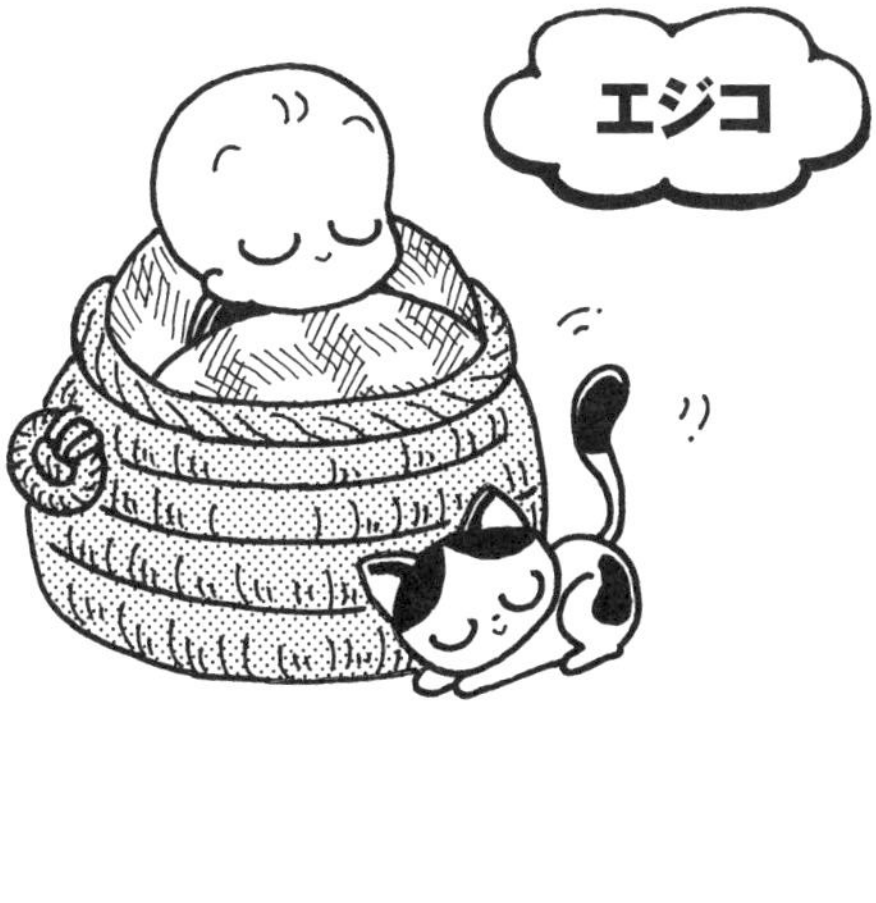

う結果になっている。

吹田　こどもの数が増えるというのは人口爆発問題的には困るかもしれないけど、赤ちゃんの成育には問題はないわけだ。

小西　少子化日本では案外このスウォドリングは有効かもしれんよ。

吹田　政府に提案してみる？　でも誰も見向きもしないでしょう。世界一清潔好きだからね、今の日本人は。

小西　ぼくはエジコを復活させてもいいくらいの感覚なんだけど、非難の嵐が吹き荒れそうだね。ま、それはともかくとして、昔からの育児法を頭ごなしに古いと決めつけるのはどうかということを言いたいわけだ。お産の方法などとともに、先人の知恵を学ぶという知恵を持ってもいいころかな。

吹田　育児の方法のあれこれもそうだけど、こども観も世界に学ぶ、先人にも学ぶ時機なんじゃないかな。あちこちで書いてることなんだけど、わたしはヘヤー・インディアンのこども観に何度も立ち止まらされた。今でも、今だからとても、だいじなポイントだと思ってる。

小西　日本の常識とは違った世界観を通して自分たちを見るのは、たいせつなことだと思うよ。

吹田　ヘヤー・インディアンのこども観といったって、わたしがカナダに行ったわけではないからね。これは原ひろ子さんの『子どもの文化人類学』という本からの受け売りだけど、彼らはこどもという存在を生まれた瞬間からとても尊重している。こどもを育てるというふうには考えないのね。教育すると考えない。こどもは自ら生きかたを学ぶと考えている。だから教える、教えられるにあたる概念がない。近代的な学校という組織に入れられてもなじめないいんだって。

小西　教えられるということがわからないんだ。

吹田　そうみたい。彼らのもっているのは一種、運命論みたいな死生観。自らを自然にゆだねてしまっている。彼らをとりまいている環境は、厳しいものだから。としても、自分たちをふりかえってみると、考えさせられることが多い。世界を大きく見渡すと、さまざまな育児の知恵があるもんね。

本田和子さんが『子ども100年のエポック』という著書で、この一〇〇年の「進歩」の歩みの結果として今わたしたちが立つところは、「子どもの権利条約」だと言ってるのね。この「子どもの権利条約」の精神って、ヘヤーの人たちが伝統的に培ってきたこども観にとても近い。近代社会が一〇〇年かかってたどり着いたのが、まったく現代的ではない人たちのこども観に似た考えかただというのが、とてもおもしろいと思う。

小西　あ、あれはおもしろかった。冷静だしね。ぼくもよく人に勧めてるよ。パラダイムの転換をしないといけない時機なんだと。

●ビデオの功罪

吹田　次の世代、こどもたちをとりまく環境・施策といえば、避けては通れないのが、環境ホルモン、そしてビジュアル・メディアだろうね。

先日も、某通信教育会社のキャラクター以外に反応しないこどもがいるという話を聞いて、びっくりしたけど、幼いこどもとビデオとの関係は、思ってる以上に深刻みたいだね。

小西　ビデオ症候群。発達性言語障害なんてことばもあるね。ぼくのかみさんも小児科医をしているんだけれど、やっぱり現実にそう言えるようなこどもがいると言っていた。

二歳の男の子がお母さんに連れられてやってきた。ことばがなかなか出てこないと言う。なるほど、二歳にしてはこちらの問いかけへの応えかたが、ちょっと心配に思える。というのは、ちゃんと目を合わせようとはしないし、応えようというようすもない。ときに、ことばのようなものが出ているのでは？　と思える瞬間もあるのだが、よく聞いてみると、ビデオのセリフをそのままつぶやいているだけのよう。目の前にいる人に何かを言おうとしたり、問いかけに応えようとしているわけではない。

そこで、おうちでの生活ぶりを聞いてみた。すると、通信販売の育児ビデオをかけっぱなしにしてきたという。極端にビデオに依存していたんだね。

吹田　通信販売のビデオね。どうしてそんなに早く赤ちゃんがいるのがわかるの？　と思うくらいすばやく、勧誘のＤＭが届くね。

小西　ほんとに、どこでその情報を手に入れるんだろうね。蛇の道はヘビ。そのお母さんの話によると、とにかく、病院から帰るとすぐに、育児ビデオの宣伝キットが送られてきた。そこには、「ごはんを食べたら歯をみがきましょうね」といった類のしつけもたっぷり入っていて、これさえ見せておけば、だいじょうぶ、と言わんばかり。育児のノウハウがいっぱい詰まっていて、いかにもこどものためには必要なもののように思えたという。母親になったばかりで少々心細い思いをしているお母さんにしてみると、なんだか援軍が来たような気分になったんだね。すっかりその気になって、ビデオ購入の契約をした。そして、送られてきたビデオを、朝からずっとつけっぱなしにしていたのだという。ビデオで話されていることを信用しきって、安心してそれに任せてきたというわけなんだな。

吹田　若いお母さんが、ついビデオにとびついてしまう状態にあるということも問題だよね。まわりに気安く相談できるような人間関係や場所が少ないということが。

それに、テレビと違ってビデオは、こんなふうに使うと同じキャラクターで繰り返しがんがんこどもに迫ることになる。

小西　そうそう。テレビとはそこが違うね。そこで、「ともかく無制限にビデオをつけることはやめてみましょう」とアドバイスをした。ビデオをつけない生活を始めて数か月。男の子はことばでコミュニケーションすることができるようになったというんだね。

吹田　ビデオをつけない生活が男の子のことばを引き出した、とあっさり結論づけるのは乱暴すぎるかもしれない。男の子は、少し遅かったけれど、ちょうどことばに関心を持ちはじめていた時期だったのかもしれないけどね。

小西　そうだったとしても、その時期に、アドバイスを受けたお母さんが、こどもに直接働きかけるようになったことが、やはり大きく影響しているだろうね。テレビやビデオはたくさんことばかけをしているように見えるけれど、ほんとうは、観ている人には関係なく、一方的にしゃべっているだけだからね。側に誰もいなくて、ひとりテレビの画面の前に置かれているとすれば、こどもはノイズの中に置きざりに

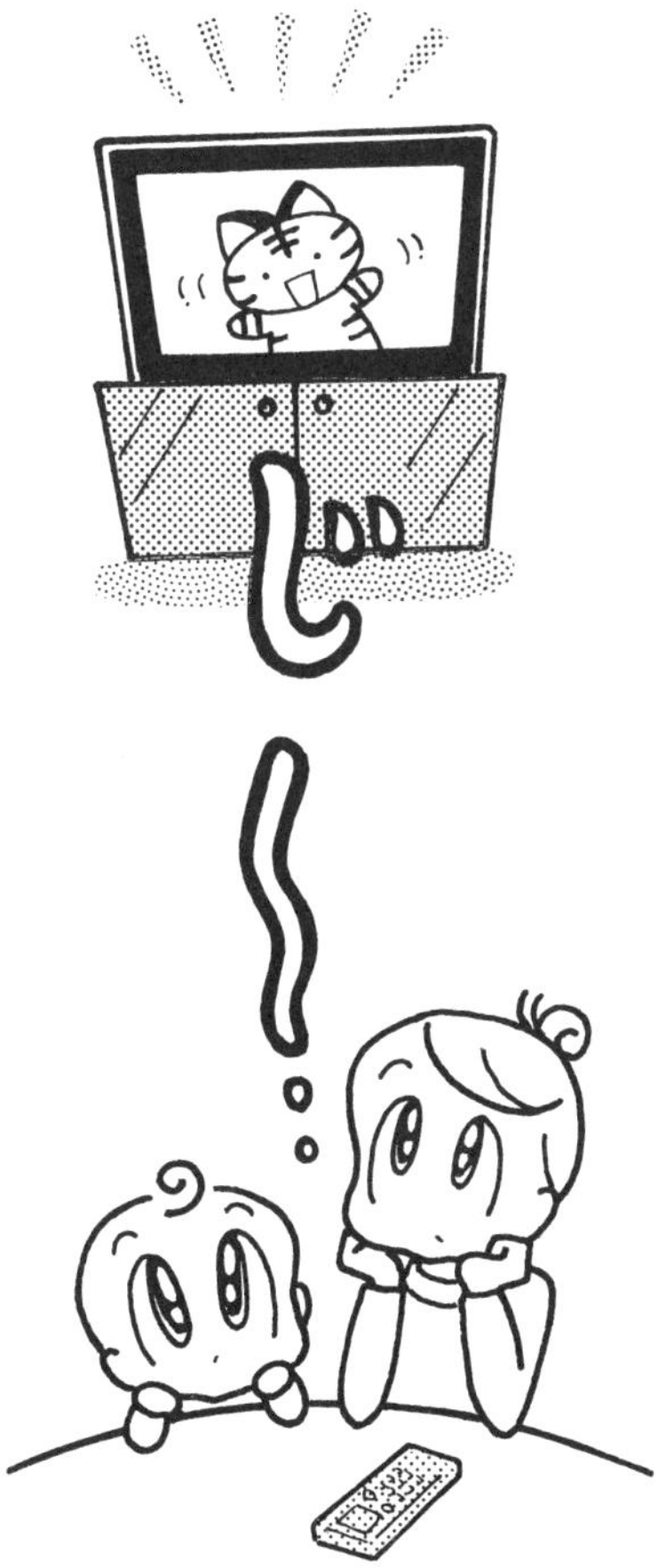

されているようなもの。まだ脳の整理が終わっていない小さいこどもにとって、飛び交っていることばを自分だけでなんとかするのはむずかしいと思うよ。

こどもが喜ぶからというお母さんもいるけど、こどもは喜んでいるとは限らないからね。とても強い刺激に懸命に反応しているだけだから。強い刺激に耐えている分、必要な刺激に反応する能力がすりへるということも考えられるしね。ともかくもビデオをとめたことで、自然にそこにいる人が、こどもに直接働きかけることが多くなった。ということは、一方的なものから、双方向の働きかけへと、男の子への働きかけの質が変わったということは言えるね。

吹田　精神科医の福島章さんも『子どもの脳が危ない』で、そう言ってる。テレビやビデオは一方通行だからね。双方向性がない。

小西　生まれて間もない赤ちゃんでも、短い距離のところにある画面ならじっと見る。画面の変化は認知できるけれど、もちろん意味などわかっていない。三～四か月になると、画面に手を伸ばすようになるけれども、集中することはまずない。たとえテレビの前にいても、集中して見ているのはその時間の一〇～一五％ぐらい。しかしこの一方的な強い刺激には適応するようになるだろうね。そして二歳頃になると画面に集中できるようになり、通信教育ビデオでの育児ができるようになる。けれども、こどもの側からみると、命令はするが自分の声に応えてはくれない。

吹田　こども観を転換させて、赤ちゃん自身が育ちの主体だと考えると、ことさらだいじなポイントになる。ビデオでは絶対に育児の代用ができないから。赤ちゃんがなにか働きかけて、それに応える存在があるということは、人が育つための大前提だと思う。

もうひとつ、ビデオをはじめ、人が作り出すものがどんどん赤ちゃんの時間にも入り込んできて、本来の動物としての人間という側面が忘れられてしまうということもあるみたい。この間ある人に聞いたんだけど、若いお母さんにはこどもの動物的な振る舞いは〝ヤバン〟に映るらしい。関東のある地域の親子の文化サークルで、『こどもの時間』という映画を例会に取り上げようと試写をしたらしいの。この映画、埼玉県の保育園のこどもたちの日常を追ったドキュメンタリーなんだけど、とにかくこどもたちが、自然のまんまに近い生活をしてるのね。たくましくて、目に力があるっていう感じ。でもこれを見た世話役のお母さんたちの中から「こんなヤバンな映画はこどもに見せられない」という声があがったんだって。これだけでもびっくりなんだけど、その声の方が多数派だったというのよね。

小西　そんな背景もあるだろうね。こどもへのメディアの影響を国際比較しようというプロジェクトが立ち上がったよ。テレビなんぞないアジアの地域に育つこどもたちと、いろんな認識に差異があるのかないのか調べてみようというわけ。

吹田　むずかしそうだけど、やらないといけないかもしれないね、もう。

小西　ただ、ビジュアル・メディアの悪影響ばかりを言い過ぎるのはどうかと思う。情報をたくさんの人にわかりやすく伝える積極的な側面は大きいからね。極端な例を強調して全体が見えないようになってしまうと、それはそれでまた間違ってくると思う。

吹田　脳科学的に見ても、情報処理は圧倒的に視覚処理が多いんでしょ？

小西　視覚刺激であることは確かだけれど、そしてかなり強い刺激だとは思うけれど、たとえばゲームにしても種類によっては脳の反応が違うこともあり、長時間、繰り返しみることは止めたほうが良いけれど、ゲームを親子でやって、楽しんだり、会話が増えたりすることもあるから一概には禁止すべきでないと思う。肝心なのは、テレビやビデオをじょうずに利用すること。コントロールする能力を養うことだね。

●抱っこのへたなお母さん

小西　動物的な面を忘れがちということでいえば、抱っこはヒトという動物の専売特許なんだけど、最近は抱っこのへたなお母さんが多いね。

吹田　コツさえつかめば誰でもじょうずになるよ。だいじょうぶだって。わたしたちの世代と違って、こども時代に子守りしたりとかしてないもんね。体がついていかないだけだと思うよ。でも、こわごわ抱いてるお母さんやお父さんの図、かわいいじゃない。

小西　一か月健診のときの新米のお母さんは、かなり緊張して部屋に入って来るね。赤ちゃんとの慣れない一か月の間のことを、初めて専門家にチェックされるときだからかな。そうそう、お母さんだけじゃないね、最近は、最初のこどもの健診にはお父さんも来ることが増えたね。そのお父さんも、がちんごちんに緊張してる。

部屋への入りかたと抱きかたで、お母さんお父さんがまったくの新米かそうでないかは、すぐにわかってしまう。初めての赤ちゃんの場合は、ともかく緊張しているので、肩が上がり手に力が入ってる。赤ちゃんを落とさないようにしっかりと抱いてる。思わず「ごくろうさん！」と言ってしまいそうになっちゃうね。

吹田　落っことしたらたいへんじゃない。わたしは二回落としたことがある。でも、こどもはみんな無事育った。ラッキー?!　自慢じゃないけど。

小西　あたりまえじゃん、自慢できることじゃない。赤ちゃんをじょうずに抱けるようになるには、なんといっても経験だけど、多少のコツもあるよね。

まず、怖がらずに左手のひじの内側に赤ちゃんの頭を乗せて、ひじを曲げ、軽く挟みこむようにする。お母さんのあごは少しだけ引くような感じで、赤ちゃんの頭を丸め込むように抱いてみる。できるだけ手首は使わないように、手に力をいれないように。……なんて言われると、かえって力が入るかもね。だいじょうぶだから、お母さんが楽な感じで抱けばいいんだけど。右手はもちろん赤ちゃんのお尻の下だよ。椅子に座っているときは、ひざの上に赤ちゃんを仰向けにして、頭を両手で支える格好が楽だと思う。

吹田　あらためてことばで説明されても、なかなかそのとおりにできないのが新米母さんや父さんでしょ。

小西　「赤ちゃんの顔が良く見えていいですね」などと言いながら、実際に抱いてみせると「先生うまいですね」と言われる。すると、なんだかうれしくなって「また健診にきてくれるかな」なんて思ってしまうんだけど、へんかな。

吹田　あなたはプロでしょうが！（笑）

小西　服の脱がせかたにもコツがあるんだよね。新米のお母さんは、こわごわ服を脱がせはじめる。こわごわだから時間がかかってしまって、赤ちゃんが泣き出す。するとますます緊張するお母さん。お母さんの手はぎくしゃくして、うまく動かない。そこで小西先生登場。「替わりましょうか」と、けっこう乱暴に服を脱がせてみせる。一方の手が抜けたら、くるっと赤ちゃんをころがして、左手の上に腹這いにさせる。そして、右手でもう一方の手から洋服を抜くともうおしまい。お母さんが「あーっ！　乱暴な」とびっくりすれば、それがこちらの思うつぼなんだな。「ほら、赤ちゃんって、少しくらい乱暴に扱っても泣かないでしょう？」

それから姿勢反射や原始反射をして、こどもを手の中で思いどおりに動かすんだけど、それがまたおもしろい。扱いかたひとつで、赤ちゃんは手を動かしたり、歩いてみたり、口を開けたり、お尻をふったり、小西先生の意のままになるのを、お母さんは目を丸くして見てるわけ。原始反射は、赤ちゃんのハンドリングをお母さんに教えるのに格好の教材かもしれないね。そうはいっても原始反射をみる手の使いかたはけっこうむずかしいんだよ。だから、ちょっと自慢してみた（笑）。それはともかく、おっかなびっくりのお母さんも、四か月健診のときには、すっかりじょうずになっている。

吹田　でしょう？　でも、こういう形の抱っこって、人間だけしかできないんだということを、わたしはついこの間知ったのね、あなたのおかげで。あたりまえだと思っていたことが、ずいぶん意味のあることなんだなと新鮮だった。

小西　赤ちゃんがやってくると、やっぱり人間も動物だったんだということに気づくことができると思う。だけど、だんだん大きくなってヒトらしくなってくると、それを忘れていくのかなあ。

「親なみ」は夢がないのか

吹田　大きくなってくると、動物としての人間なんて、すっかり見えなくなってしまうみたい。親はこどもの能力以上の社会的なステータス、経済的な見返りをこどもに期待する。過大な期待をね。

小西　この間ある団体で講演したときに、「親なみに育てばいいじゃないですか」と言ったの。すると、後の質問時間に「親なみなんて、ずいぶん夢のないことを言われますね」と言われちゃった。親なみのところまで育つってたいへんなことだとぼくは思ってるんだけど。

吹田　親といったっていろいろだし、それなりの場所にいる人にすれば、それでいいかもしれないけど。わたしはわからなくはない。

小西　そういう意味じゃなくて、「親なみは夢がない」ということばは、「お父さんのようにはならないで」というふうに、ぼくには聞こえてしかたがないんだよね。親が尊敬されていない。それを助長するような気がする。

吹田　「親なみ」ということばがいけないんじゃない？　なんとなく「社会的な地位での親なみ」と聞こえるし、いろんな要素が含まれ過ぎる。「その子なりに育てば」とでも言い換えたら？　でも、それも夢がないと言われるかもしれない。

小西　言われるよ。親がふたりいて、その遺伝子を受け継いで、後ろ姿を見ながら育つんだから、そこからそんなに遠くに行くはずがないんじゃないか？　自分を見つめてみたら。

吹田　そうだからなおさら、親を超えて欲しい。意識の面でね。ずいぶん自分の意識に縛られているところがあるから。わたしもやっぱり、「親なみ」という言いかたには不満かな。

小西　そうか。「もっとこども自身を受け止めて」というつもりで言ってるんだけどな。

吹田　こどもはもともと育つ力を持っている。そうわかっていても、「はえば立て、立てば歩めの親心」なんだよね。赤ちゃんのときには、この「立って、歩く」という「親なみ」が喜びだったんだけど、こどもが成長するにつれて、「親なみ」の中身は変わる。確かに、親の遺伝子を受け継いではいるけれど、組み合わせは違うわけだし、親なみを基準に考える必要もない。

小西　じゃあ、夢があるって何？

吹田　親のところまでではなくて、何か、親とはまた違った生きかたがあるんじゃないか、というのが夢じゃないの？　同じ職業につくにしても、どこか違った生きかたがあるんじゃないかと。「親なみ」というと、そのニュアンスが入ってこない。

でも、その「親なみ」は一歩間違うと、こどもへの過剰な期待になってしまう。これは、古今東西変わることなくひきずってきたものだから、ま、おいそれとは変わらないよね。あの、爆発的にヒットした『ハリー・ポッター』の作者も、ハリーを両親のいない子にしたのは、親の過剰な期待からこどもを解き放ちたかったからだと言っている。当たったのには、こうした隠された要素もあったかもしれない。逆の方向から見ると、それだけ過剰な期待をされているこどもが多いとも言えるんじゃないかな。だいたい児童文学の古典といわれるものの主人公には、『赤毛のアン』にしても『ハイジ』にしても『フランダースの犬』にしても、孤児が多い。そのあたりと関係してるんだろうね。

小西　なるほど。しかし、やはり「親なみ」って十分すごいことじゃないかと、あえて

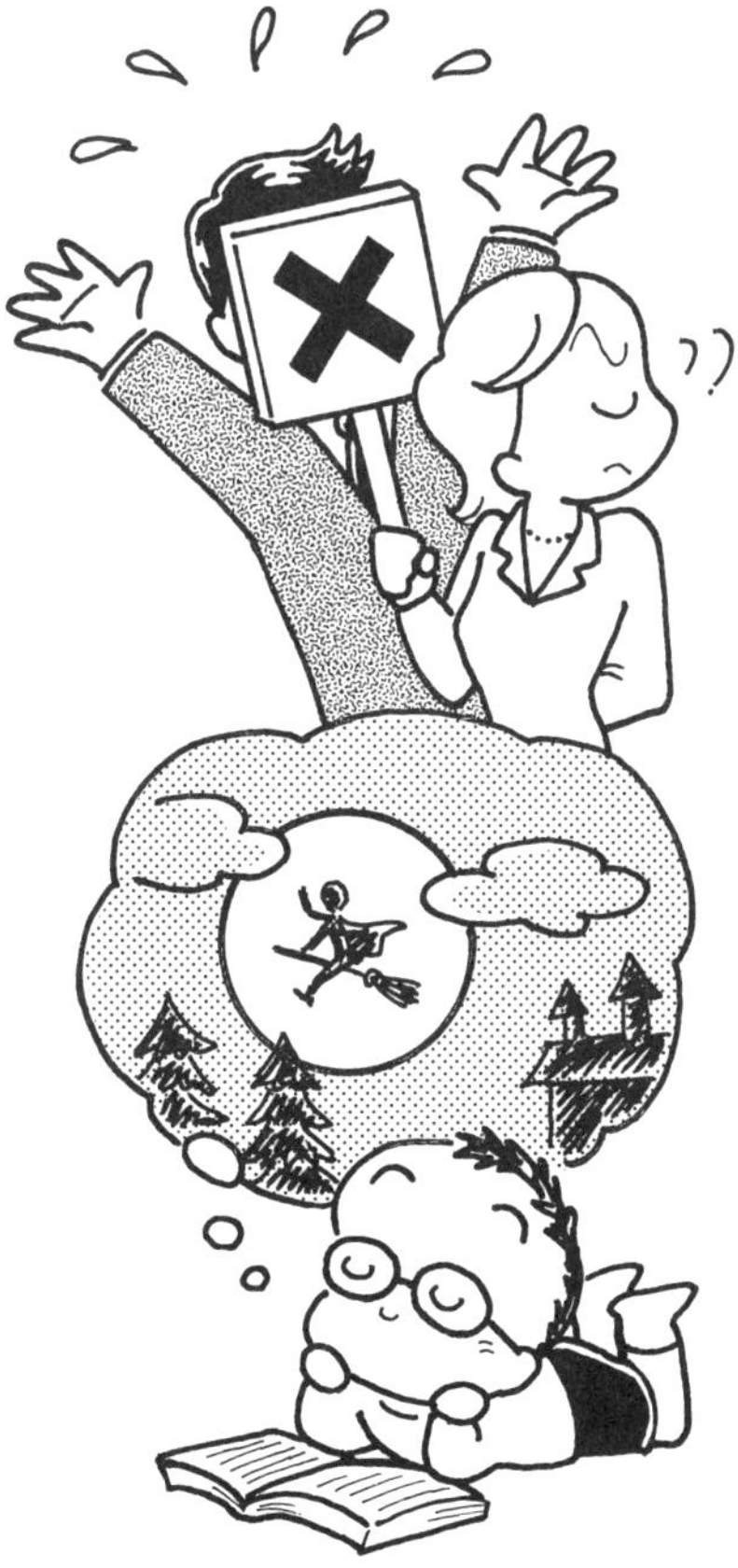

言おう。懸命に生きている親の生き様をもっと肯定したい。そして、こどもに託す夢が、親の過剰な期待に変わらないようにすること、もっと言えば、そこからこどもを解き放てるような情報を提供することが、われわれのこれからの仕事かもしれないな。

「赤ちゃんの脳がわかる」ことと「目の前の赤ちゃんがわかる」ことは同じではない

吹田　そういう情報のつもりでも、一歩まちがえると親の過剰な期待をあおることになるかも。最近の赤ちゃんの脳ブームは、そんな危険もはらんでるような気がするけど……。

小西　確かに、赤ちゃんの脳科学への高い関心は、赤ちゃんの脳の機能をさらに具体的に解き明かしていくと思う。だとしても、脳の働きだけで、赤ちゃんの発達のあれこれを語りきることはできないよ。赤ちゃんの発達には、遺伝や、環境との相互作用が大きく影響するからね。

吹田　わたしのようなふつうの母親にすれば、そんなことあたりまえの話だけど。

小西　赤ちゃんに高い能力があることがわかったからというわけで、こんな超早期教育があるんだよ。原始歩行訓練というんだけどね。

生まれたばかりの赤ちゃんの手を持って、足を床に当てると、赤ちゃんは反射的に足を動かす。これが原始歩行。その動き方は歩行運動と同じで、遺伝的にもっている歩行のプログラムなんだね。だけどこの時期には、二次元の空間認知も、自分の体重を支えることもできないのでいったん消える。ところが生後一年前後になって、それができるようになったと赤ちゃん自身が判断すると自動的にプログラムにスイッチオン。赤ちゃんは歩きはじめるというわけ。

この実験は、原始歩行がいったん消えた時期にも赤ちゃんの手をもって立たせ、模擬的に歩かせ続ける。こうした訓練をした赤ちゃんと、何もしなかったグループとを比べて、積極的に行ったグループの赤ちゃんの方が、一か月半早く歩くようになったという。これはおそらく事実だろうね。だけど、それは確かに原始歩行だけを促す刺激だったんだろうか疑問だね。訓練をするように言われた母親は、歩く欲求を起こさせるような別の刺激をしたかもしれない。何もしなくても早く歩きはじめるはずの赤ちゃんが含まれていた可能性もある。厳密な意味で、原始歩行訓練の結果だとはいいきれないと思うよ。

それにしても、早く歩きはじめるということが、そんなに重要なことなのかな？　発達神経学の分野では、赤ちゃんが歩きはじめるのは、生後ほぼ一〇か月頃から一歳半頃までといわれてる。発達にはある程度の幅がある。そして、歩くことに限らず、早いことが絶対に良いという論の根拠はどこにもないよね。

吹田　そうだね。特に何もしなくても二番目の娘は早く歩き始めたし、一番下は二歳くらいでひらがな読んでたけど、「だから何？」って感じかな。

小西　過剰な働きかけが与えるこどもへのプレッシャーや、過度な訓練が、脳の正常な反応パターンを壊すことがあるという事実も知っておいた方がいい。訓練の結果として、赤ちゃんに心身症の症状があらわれた例さえあるんだからね。

こうした訓練は、これをすればあれができるという単純な発想で行われていることが多いね。だけど、人間の能力はそれほど単純にはできてない。必ずしも刺激と反応が一対一で対応しているわけではない。どちらかといえば、対応しないことの方が多いように思う。ある刺激を与えると、それに関係していないと思われていた能力が伸びたとか、あるいは逆に傷ついたとか、これからは、むしろそういった研究も必要になってくるだろうね。

吹田　こどもを見るときに、何かひとつのことだけにとらわれてしまうと、全体像が見えなくなる。「早く読める」「早く歩ける」といったことだけに一喜一憂していて、「もっと抱きしめて」というこどものサインに気づかなかった結果が、何年も先に深刻な現れ方をするかもしれない。ふつうの中学生がこどもを殺す。その後ろに、サインに気づかない時間の重なりが見えるような気がして、怖い。

小西　そうそう、鳴り物入りで紹介されたベビイ・サイン。まだことばの十分話せない赤ちゃんが、指を使ってお話をする。確かに、教え込めば赤ちゃんはこのくらいのことはできるよ。でも、もし必死になって指文字を教えても、赤ちゃんがあまり興味を示さなかったときはどうなる？　お母さんはこどもの発達が遅れているのかもしれないと不安になってしまうのがおちでしょう。

吹田　ベビイ・サインを教え込まなくったって、いつもその子なりのサインを出していると思うけど。注意深く見ていれば、その子が出している独特のサインを読み取ることは、それほどむずかしいことではないよね。特別のベビイ・サインをわざわざ教える必要はないんじゃないかな。

小西　もうひとつ最近気になってるのは、脳科学の分野から、育児や教育への発言が相次いでいることだね。育児は誰でも過去に経験しているだけに語りやすいのかもしれない。でもね、科学者だからといって、あまり簡単に自分の専門以外の分野に口出しするのはどうかと思うな。そうした発言の中には、現場の実情を知っているとはとても思えないものも少なくない。きれるこどもや、不登校、発達障害など、多くの専門家や親たちは、たいへんな苦労をして、それなりに努力してるんだよね。

吹田　あたたかい目で実情をちゃんと見た上で、自分の分野でわかったことはここまでという客観的な態度が欲しいな。その方が絶対に説得力がある。

小西　そうなんだよね。医学の進歩とともに、脳科学もまた飛躍的に進歩している。もちろん、それにはたくさんの動物実験が役に立ったわけで、それによって貴重なデータが得られたことも事実。だけど、だからといって人の脳が解明されたとは誰も思っていないでしょう。当然のことながら、ヒトの赤ちゃんの脳の働きと、動物実験でわかる動物の脳の働きとは、まったく同じじゃない。

吹田　わたしでもわかります。でも、むずかしそうな専門用語をはさみながら言われるとつい、そうなのかと思ってしまう。

小西　だから、発言するほうが、そのあたりを自覚しておかないと実際にこどものまわりにいる人たちは混乱してしまう。

それにね、人間の脳についての研究はずいぶん進んできたんだけど、実際にはわかりきっていないことがいっぱいあるんだよね。中でも、ヒトの脳ができあがっていく過程、胎児から赤ちゃんの時期にかけて起こる変化についての解明は、ようやくここまで進んできたというのが事実。全体が明らかになるにはまだまだだと、ぼくは思ってる。わかればわかるほどわからないことが増える。矛盾してるようだけど、事実はそうなんだよね。だから、赤ちゃんのすべてがわかるどころか、赤ちゃんの脳そのものがいまだ未知のフィールドだというほうが正確だね。

だいじなことは、むしろ、まだわかっていないことがたくさんあることをしっかり押さえることだと思う。断定的な発達論や教育論には一呼吸おいて冷静に対応した方が賢明だろうね。

吹田　科学の世界は細分化していて、同じような研究対象についての発見でも、なかなかすぐには共有できないみたいね。発達心理を専門にしている教育学者の友人に神経ダーウィニズムのことを話したら、「ぜーんぜん知らない」っていうんでびっくりした。

小西　めずらしくないかも。ひとつの問題にさまざまな分野の専門家がアプローチして、いろんな角度から検討することはたいせつなことだと思う。これからは、そういった傾向が盛んになると思うし、またそうでないといけない。自分の分野でわかったことを、客観的な情報としてどんどん提供していくことには大きな意味がある。だけど、他人の分野にまで口をはさむということになると話はまたちがってくるでしょう。異分野の交流がはかられるときこそ、お互いの立場を尊重する姿勢を忘れないでいたい。

吹田　赤ちゃん学会は、そういう作業の場でもあるんでしょ？　おおいに刺激しあって、赤ちゃんのことが総合的にとらえられるような情報が発信されるといいのにね。

小西　「親はなくても子は育つ」であり、「親はあっても子は育つ」でもあり。おとなとこどもの対等な関係が培えるような、こどもがいることが楽しいと思えるような情報の発信。この本はそのひとつになっていると思うよ。

参考文献

『驚異の小宇宙・人体Ⅱ 脳と心 12』NHK取材班／著 日本放送出版協会 1993年
『脳図鑑21』小泉英明／編著 工作舎 2001年
『ここまでわかった！ 女の脳 男の脳』新井康允／著 講談社 1994年
『赤ちゃんの手とまなざし』竹下秀子／著 岩波書店 2001年
『これで安心0歳からの保育』小西行郎／著 法研出版 1999年
『0歳児がことばを獲得するとき』正高信男／著 中公新書 1993年
『ヒトの発達とは何か』榊原洋一／著 ちくま新書 1995年
『ヒトはなぜ子育てに悩むのか』正高信男／著 講談社現代新書 1995年
『脳のしくみと不思議』鈴木智子／著 日本文芸社 1997年
『NO！ と言える子育て』田中喜美子／著 飛鳥新社 1999年
『認知・言語の成立』文部省科学研修費補助金重点領域研究(1) 1998年
『赤ん坊から見た世界』無藤隆／著 講談社 1994年
『レイルマン』奥平綾子／著 山洋社 2002年
『光とともに』全4巻 戸部けいこ／作 秋田書店 2001年
『エミール』ルソー／著 岩波書店 1978年
『子どもの文化人類学』原ひろ子／著 晶文社 1980年
『子ども一〇〇年のエポック』本田和子／著 フレーベル館 2000年
『子どもの脳が危ない』福島章／著 PHP研究所 2000年
『ハリー・ポッターと賢者の石』ローリングス／作 静山社 1999年
『赤毛のアン』モンゴメリ／作
『ハイジ』ヨハンナ・スピーリ／作
『フランダースの犬』ウィーダ／作

おわりに

赤ちゃんを赤ちゃんとして見つめる

二〇世紀という時代は、「科学」と「進歩」をキーワードとしてこどもを捉えてきた。そのベースには、進化論、つまり人間は日々進歩するものだという見かたがあった。こどもはこの進化論の立場からすると象徴的な存在であって、発達を保障していくのだという視点から、「育て」「教育し」てきた。なのに、こどもをめぐるさまざまな問題がいろいろな形をとってわき出している。こどもは、あるいは人間は発達するものだ、だから伸ばさなければならないと考えて邁進した結果、そのしわ寄せがこどもに来ているのではないだろうか。

二一世紀を迎え、いったいこの成長・発達というものがつねにプラスであるということが、誰も疑問をはさむことのできない真理であるのかどうかということに、疑問を持つ時期がきていると思う。

保育や教育の方法を小手先でいくらいじってみても、こどもをどう見るのかを捉え直さないことには本質は見えてこない。

おわりに

そこで、わたしは脳科学の立場から、こどもをこどもとして、赤ちゃんを赤ちゃんそのものとして見つめようと提案したいと思う。

こどもとのかかわりで迷ったり、悩んだりしたとき、いちばん目につくのは、「それはお母さんの愛情不足です」という「専門家」のことばだろう。そう言われたお母さんは、ますます悩み、自信を失って迷走する。けれどもこの「愛情」ほど測りようのないものはない。それを基準に問題をあれこれするのは、もっともらしく聞こえるけれども、実はごまかしにすぎないとわたしは思う。

もちろん、育児には確かに手間ひまかかり、思い通りにならないめんどうな部分はある。けれども同時に、それは思いもかけない喜びや笑いを運んできてくれる楽しい時間でもある。大多数の親たちは、それもこれもひっくるめてこどもとの日々をつむいでいる。それを愛情といわずに何と呼べばいいのだろう。

赤ちゃんのいろいろな動きや反応には、ひとつひとつ意味がある。それは親たちの愛情の質や量とは異なった次元の、生命に秘められたダイナミックないとなみなのだ。小さくかよわく見える赤ちゃんの内側には、赤ちゃん自身が自らの生を司っていくための高度に複雑なしくみがプログラムされているのである。赤ちゃんは決して、保護され「育てられる」ばかりの存在ではない。

これまでにわかってきた赤ちゃんの生まれつきもっている力、若い親たちにそれをきちんと伝えたいという思いでこの本をつくってきた。それがうまく伝われば、親たちはきっと、小手先の情報にふりまわされずに、しっかりと赤ちゃんを見つめることができる。そうしてこどもとの限りある時間が、おおらかに楽しく過ごせるようになることを切に願っている。

（小西行郎）

育む誇りとよろこびと

『しごとをとりかえたおひゃくしょう』というノルウェーの昔話がある。百姓の男は、妻と幼いこどもの三人暮らし。日頃から、自分の畑仕事に比べると、おかみさんはなんてラクなんだろうと思っている。こどもの世話とちょっとした家の仕事なんて、たいしたことはないというわけだ。ある日、あんまり男が言い募るので、「それなら仕事をとりかえましょう」ということになる。おかみさんは野良仕事にでかけ、男はやれやれ、これでゆっくりできるわいと腰を下ろす。と

おわりに

ころがところが。次から次へとコトが起こり、おかみさんが帰ってきたときには、牛は屋根からぶらさがり、地下室は酒びたし……。家中がめちゃめちゃになっているというゆかいなお話である。

このお話を女性たちの集まりで読むと、必ず爆笑になる。大きな声で主張したりはしないが、それぞれ覚えがあるからである。おかみさんが何事もないようにこなしている育児や家事には、実はこまごまとしただんどりとコツが必要なのだ。

こどもを育むという行為は、このなんでもないようにみえる日々の積み重ねである。小さな生命が、根を張り、芽を出し、葉を茂らせるそのようすを傍らで見つめる。地道だけれど、喜びに満ちた時間のつらなりである。それは、未来を育むという、すぐれて社会的な行為でもある。

それなのに、育児はしばしば個人的なもののような言われかたをする。「こどもといると社会から取り残されてしまっているようで」などと、育児が社会と対立するかのような言葉も聞こえてくる。そこには、お百姓の男に象徴されているように、外に出て経済的な活動に参加することが上位にあって、育児を含む日々の暮らしを軽んじる考えかたが横たわっている。しかし、それは違う。対外的な活動や経済につながる活動は、日々の暮らしを支え、未来を育むためにこそあるはずではなかったのか。育児を社会的なものとしてとらえることができないとしたら、生命体の有りようとしてどこかずれている。こどものまわりにいる人たちは、それだけで十分社会的なことをしているのだと誇りを持って欲しいと思う。

同時に、このこどもという未来を育む行為は、生命あるものにはもともとそなわっている能力である。おとなの思いどおりに育てようとさえしなければ、ことさら難しいことであるはずがない。そうでないと、そもそも生命をつないでいくことができなくなってしまう。

その育児の主体は言うまでもなくこどもである。

今になって、娘たちがまだ小学生だった頃、先生と交わしたこんな会話を感慨深く思い出す。

「こどもひとりひとりがもともと持っているものって大きいですよね」

「そうだと思いますね。例えていえば、こどもは芽で、ぼくたちは水をかけたり、お日さまにあてたり、土にこやしを入れたり、ときには風を防いだりとせいぜいそんなことしかできませんよ。」

おわりに

育つ力はこどもの中にある。こどもの近くにいるものの実感である。その実感を、科学という道具でしっかりと裏打ちしてくれたのが、今回の作業だった。こどもという未来を信頼するよりどころをくっきりと浮かび上がらせてくれた。

こどもという共通項だけを頼りにつないできた、二年にわたる作業の過程で、三枝節子さんには前回以上のご苦労をおかけした。名古屋研一さんをはじめ、ひとなる書房のみなさんにはたくさんの親身のアドバイスをいただいた。出版業界の厳しさをわかりすぎるほどわかっている身としては、みなさんの支えでここまでたどりつけたことにただただ感謝したい。

（吹田恭子）

資料：『すんだことはすんだこと』ワンダ・ガアグ／再話・絵　佐々木マキ／訳　福音館書店（『しごとをとりかえたおひゃくしょう』の邦訳版のひとつです）

小西行郎（こにし　ゆくお）
1947年、香川県生まれ。
京都大学医学部卒業。福井医科大学小児科助教授を経て、現在同志社大学赤ちゃん学研究センター長、教授。日本乳児行動発達研究会、日本赤ちゃん学会理事長。1990年にオランダ・フローニンゲン大学に留学、帰国後、脳科学、発達行動学の立場から小児科学に新風を吹き込む。著書に『これで安心、０歳からの育児』（法研）、『赤ちゃんと脳科学』（集英社新書）他。

吹田恭子（すいた　きょうこ）
1948年、香川県生まれ。
京都府立大学女子短期大学部国語学科卒業。出版社勤務、京都市学童保育所指導員を経て、1975年、夫とともに児童書専門店きりん館を開く。幼稚園、保育園、学校などで、こどもにとっての本という視点から講演することも多い。『がくどうっこたち』（汐文社）、『すてきな地球ブックリスト』（トーハン）、『ハンズ・オンは楽しい』（工作舎）、『こどもの本の使いかた』（ひとなる書房）などの共編著書がある。

イラスト/河原靖子　　装幀/山田道弘

赤ちゃんパワー　～脳科学があかす育ちのしくみ～

2003年11月３日　初版発行
2010年５月27日　五刷発行

著　者　小西行郎
　　　　吹田恭子
編　集　㈱ゼピロス
発行者　名古屋研一

発行所　㈱ひとなる書房
東京都文京区本郷2-17-13
電話　03-3811-1372
FAX　03-3811-1383
http://www.mdn.ne.jp/~hitonaru/

印刷／モリモト印刷株式会社
＊落丁本、乱丁本はお取り替えいたします。
NDC 599　13.1×18.8cm／208p　ISBN4-89464-068-6